编委会

YILIAO JIGOU XINGUAN FEIYAN
FANGKONG SHIJIAN ZHIDAO

医疗机构新冠肺炎防控实践指导

王秀兰　夏鹤春　主编

黄河出版传媒集团
阳光出版社

图书在版编目（CIP）数据

医疗机构新冠肺炎防控实践指导 / 王秀兰，夏鹤春
主编. -- 银川：阳光出版社，2021.3
　　ISBN 978-7-5525-5791-6

Ⅰ.①医… Ⅱ.①王… ②夏… Ⅲ.①日冕形病毒－
病毒病－肺炎－预防(卫生)－基本知识 Ⅳ.①R563.101

中国版本图书馆CIP数据核字(2021)第042167号

医疗机构新冠肺炎防控实践指导　　　　　王秀兰　夏鹤春 主编

责任编辑　申　佳
封面设计　赵　倩
责任印制　岳建宁

出 版 人　薛文斌
地　　址　宁夏银川市北京东路139号出版大厦（750001）
网　　址　http://www.ygchbs.com
网上书店　http://shop129132959.taobao.com
电子信箱　yangguangchubanshe@163.com
邮购电话　0951-5014139
经　　销　全国新华书店
印刷装订　宁夏凤鸣彩印广告有限公司
印刷委托书号　（宁）0019644

开　　本　787 mm×1092 mm　1/32
印　　张　5.5
字　　数　100千字
版　　次　2021年3月第1版
印　　次　2021年3月第1次印刷
书　　号　ISBN 978-7-5525-5791-6
定　　价　30.00元

前　言

　　自2019年12月以来，湖北省武汉市持续开展流感及相关疾病监测，发现多起病毒性肺炎病例，均诊断为病毒性肺炎／肺部感染，且存在人传人现象。国家卫生健康委决定将因新型冠状病毒感染的肺炎纳入法定传染病乙类管理，采取甲类传染病的预防、控制措施。2020年1月12日，世界卫生组织正式将造成肺炎疫情的新型冠状病毒命名为2019新型冠状病毒（2019-nCoV）。

　　新型冠状病毒属于β属的冠状病毒，有包膜，颗粒呈圆形或椭圆形，常为多形性，直径60~140nm。其基因特征与SARS-CoV和MERS-CoV有明显区别。目前研究显示，与蝙蝠SARS样冠状病毒（bat-SL-CoVZC45）同源性达85%以上。体外分离培养时，新型冠状病毒96h左右即可在人呼吸道上皮细胞内被发现，而在Vero E6和Iluh-7细胞系中分离培养，约需6d。在《新型冠状病毒肺炎诊疗方案（试行第七版）》中提到，对冠状病毒理化特性的认识多来自对SARS-CoV和MERS-CoV的研究。病毒对紫外线和热敏感，56℃ 30min、乙醚、75%乙醇、含氯消毒剂、过氧乙酸和氯仿等脂溶剂均可有效灭活病毒，氯己定不能有效灭活病毒。

目前，所见传染源主要是新型冠状病毒感染的患者，无症状感染者也可能成为传染源。该病毒主要的传播途径是经呼吸道飞沫和密切接触传播，人群普遍易感。因此，做好个人防护，预防新型冠状病毒感染是重中之重。普通人群应当减少不必要的外出，避免去人群聚集尤其是空气流动性差的场所。在人员密集场所，应按照《不同人群预防新型冠状病毒感染口罩选择和使用技术指引》要求，正确佩戴口罩等防护用品。养成勤洗手的习惯，打喷嚏或咳嗽时要用纸巾、手绢、衣袖等遮挡，倡导合理膳食、适量运动、规律作息等健康生活方式。

经过全国上下的艰苦努力，我国境内疫情上升势头得到遏制，大多数省份疫情结束，当前已呈现疫情可防、可控，生产生活秩序恢复的态势。但境外的发病人数仍呈上升态势，人员流动和聚集带来的疫情传播风险加大。加强疫情防控必须慎重如初，对疫情的警惕性不能降低，防控要求不能降低，要继续抓紧、抓实、抓细。

本书收录自新冠肺炎疫情暴发以来，国家及宁夏回族自治区紧急出台的各类相关政策，从组织管理、医务管理、护理管理、实验室生物安全等方面总结实际工作措施，旨在为广大医疗机构提供一套行之有效的新冠肺炎疫情防控实践指导。因本书编制时间有限，难免会有疏漏，敬请斧正。

目 录
CONTENTS

第一章　组织管理

为科学、规范、及时、有效应对新型冠状病毒感染肺炎疫情，切实落实好综合防控策略和措施，保障人民群众生命安全，维护社会大局稳定，根据中央应对新型冠状病毒感染肺炎疫情工作领导小组、国家应对新型冠状病毒感染肺炎疫情联防联控工作机制等的部署要求，宁夏医科大学总医院领导高度重视、及时响应，出台《医疗机构应对新型冠状病毒感染肺炎疫情工作应急预案》，确定组织构架，明确工作职责，有序推进疫情防控工作。

第一节　组织构架

成立由医院领导班子和相关部门负责人组成的应对新型冠状病毒感染肺炎疫情工作领导小组，下设办公室及医疗救治组、监控组、后勤保障组、督导组、职工（学生）医学排查组、培训组、志愿服务组、信息保障组、宣传组、一线医务人员及其家属保障工作组10个工作组。管理办公室设在医院办公室。

领导小组

组　　长：由医疗机构院长担任

副组长：由主管医疗工作副院长担任

成　　员：由各主管院长组成

工作职责：负责全院疫情防控的统一部署及综合协调工作；负责全院疫情防控情况的分析研判，决定防控策略和措施；对制定的保障方案及实施过程进行监督；统一指挥各部门工作，协调医疗资源的保障工作。

领导小组办公室

主　　任：由办公室主任担任

副主任：由党委办公室、医院办公室副主任担任

成　　员：由医院办公室、党委办公室、医务处（应急办）等成员组成

秘　　书：设秘书1名

工作职责：及时传达和学习上级指示、批示精神及工作安排部署，抓好落实；组织召开各类会议；负责与上级部门对接，审核对外发布的各类文件材料，上报疑似病例；制定、完善工作机制、应急预案等；做好相关部门统筹，协调解决应对疫情工作中出现的问题；加强行政总值班管理。

第二节　工作职责

一、工作组职责

（一）办公室及医疗救治组

1. 专家组

由分管医疗工作副院长任组长，重症医学、呼吸、放射科专家任副组长，成员由重症医学、呼吸、感染性疾病、中医、儿科、肾脏内科、急诊、影像（放射）、检验等专业科室专家组成。主要负责做好接诊疑似或确诊病人的诊断及救治；负责对重症或危重症患者进行会诊，根据病情变化调整治疗方案；完成应对疫情领导小组交办的其他工作。

2. 病例筛查组

由呼吸专业专家任组长，感染、呼吸、放射专业专家任副组长，成员由呼吸、感染、影像（放射）等专业专家组成。严格执行操作流程，主要负责对发热病人进行筛查，避免漏诊及误诊；对就诊的疑似病例及院内会诊病例再次进行复核；完成应对疫情领导小组交办的其他工作。

（二）监控组

监控组成员涉及面最广，由分管护理、科研副院长担任组长，医务处、护理部、科研处（分管实验室）主要负责人担任副组长，成员由感染疾病科、预防保健科、院感科、门诊及急诊等主要部门或科室负责人组成，由医务处（应急办）成员承担秘书工作。主要负责全面加强发热门诊及窗口单位的监督管理；将疑似或确诊病人及时上报领导小组办公室，并将确诊病例的密切接触者实时上报有关部门；对全院重点科室进行监测，制定防控预案，并采取行之有效的措施；根据防控需要，对全院病房及门诊采取相应的消毒措施，加强院内感染防控；完成应对疫情领导小组交办的其他工作。

（三）后勤保障组

由分管工会和后勤副院长任组长，后勤、工会、药剂负责人任副组长，分别成立生活供应保障组和医疗物资保障组。

1. 生活供应保障组

由分管后勤副院长任组长，工会和后勤负责人任组长，成员由工会、总务、保卫、基建等相关职能部门人员组成。主要负责积极统筹防控生活物资保障，全面做好医院各类应急生活物资的储备、调拨等工作，及时了解掌握医院应急物资需求动态，确保生活物资充足，优先保障隔离区医护人员的餐饮及其他生活物品；做好出征队员物资保障及储备，协助开展环境卫生整治工作；统筹协调，保障职工上下班车辆接送；确保水、暖、电正常供应及基建修缮；完成应对疫情领导小组交办的其他工作。

2. 医疗物资保障组

由分管工会副院长任组长，分管后勤、药剂负责人任副组长，成员由器械、药剂等职能部门人员组成。主要负责积极统筹，落实好防护用品、消杀药械、治疗药械、检测试剂等相关应急物资储备；全面做好医院各类医疗应急物资的储备、调拨等工作，及时掌握医院应急物资需求动态，制订储备计划；根据医疗保障任务的需要，调配应急设施、设备、救治药品、医疗器械以及其他物资；依法接受社会捐赠，并做好捐赠物资的全流程管理；完成应对疫情领导小组交办的其他工作。

（四）督导组

由分管纪委的书记任组长，分管纪检、院感的负责人任副组长，成员由纪检监察、预防保健、院感等职能部门人员组成。主要负责做好上级党委及医院关于应对疫情工作部署落实情况的监督检查；牵头开展应对疫情的政治督查、工作督查和执行力督查；按照医院防控工作预案，督促落实工作开展；督导各小组准确把握工作任务，履行工作职责；完成应对疫情领导小组交办的其他工作。

（五）职工（学生）医学排查组

由指定院领导任组长，预防保健科负责人任副组长，组织人事处、护理部、教育处、科研处等部门负责人为成员。主要负责根据疫情发展态势及国家、省（区）关于应对疫情的工作部署，结合相关工作要求，对全院职工、学生及家属感染疫情风险进行排查，实行每日报告制度；完成应对疫情领导小组交办的其他工作。

（六）培训组

由指定院领导任组长，临床医学院分管科研、教学副院长任副组长，科研处、教育处（考培办、教学办、技能中心）、医院集团办等职能部门人员为成员。主要负责做好全院职工、患者及家属的宣教、培训工作；加大专业知识宣传力度，增强防护意识；完成应对疫情领导小组交办的其他工作。

（七）志愿服务组

由分管团委工作副院长任组长，团委书记任副组长，团委及团干部为成员。主要负责招募、培训院内志愿者；做好志愿者防护用品的配备（医务处协助请领防护物资）与发放，有序组织、开展志愿服务；协助做好舆论引导、防控知识宣教等工作；完成应对疫情领导小组交办的其他工作。

（八）信息保障组

由分管信息副院长任组长，信息中心负责人任副组长，信息中心主要技术骨干为成员。主要负责制定信息系统应对疫情防控应急预案，做好信息类应急物资采购；加强信息系统运行管理、检查，确保系统运行安全；加强人员培训，及时解决与信息相关的突发问题；保障互联网在线问诊服务有序开展；完成应对疫情领导小组交办的其他工作。

（九）宣传组

由党委副书记任组长，办公室副主任任副组长，宣传科、工会、团委、党办等职能部门通讯员为成员。主管负责组织省

（区）内外主流媒体做好院外疫情防控宣传报道；做好医院微信公众号（服务号、订阅号）、门户网站信息发布等院内宣传工作；加强网络舆情监测，正确引导社会舆论；加强院内宣传力度，营造氛围；完成应对疫情领导小组交办的其他工作。

（十）一线医务人员及其家属保障工作组

由分管财务及组织人事的副院长任组长，组织人事处、工会、财务等部门负责人任副组长，党办、后勤、工会等职能部门人员为成员。生活保障方面，主要负责对一线医务人员及其家属进行慰问，定期了解其需求和困难，建立台账，保证其基本生活供给。心理保障方面，主动关心，将其作为重点心理干预人群，通过不同形式谈心疏导，减少心理焦虑。人文保障方面，建立沟通联络渠道，通过互相鼓励等方式，构筑战胜疫情的信心和决心，尽量不安排双职工同时到疫情防控一线工作，对有困难的家庭进行对口帮扶；充分利用学校青年志愿者力量，为一线工作人员子女提供学业辅导、读书交流、心理辅导、亲情陪伴、生活照料、疫情防护教育等服务。安全保障方面，提供口罩等防护用品，对有交通困难的医护人员提供必要帮助，一旦发现有歧视、孤立一线医务人员及其家属行为的，通过正当渠道维护其权益。其他保障方面，落实加班费、误餐补助等福利措施。完成应对疫情领导小组交办的其他工作。

二、部门职责

（1）各科室要高度重视新型冠状病毒疫情防治工作，科室负责人手机务必须保持24h畅通，实行部门负责人负责制，成立应急处置小组，明确职责任务，全面落实各项防控措施，全力做好新型冠状病毒疫情的预防和救治工作。

（2）各科室尤其是重点科室（急诊科、门诊部、感染性疾病科、发热门诊、呼吸与危重症医学科、儿科、重症医学科等），加强医护人员自我保护意识，加强防范措施，做好接触防护和呼吸道防护，一旦发现可疑的流行病学史及临床表现者，要按照《医院新型冠状病毒发热患者接诊流程》和《新型冠状病毒感染的肺炎疑似病例送检流程》进行处置。

（3）医院办公室负责行政层面的沟通协调、车辆调度、信息发布等工作，加强舆论监督，正确引导职工在网络上发布信息。

（4）医务处主要负责院内相关防治工作的沟通协调、医疗救治，并与上级主管部门做好沟通工作，保障防控工作及时、有效。

（5）护理部主要负责院内相关防治护理工作的沟通协调，调配护理人员，做好护理保障工作。

（6）预防保健科主要负责组织开展全院医务人员新型冠状病毒感染防护知识培训，使医务人员尽快熟悉掌握新型冠状病毒相关防控和诊疗方案、处置原则、工作流程；负责疫情监测工作，发现疑似或确诊新型冠状病毒感染患者时，按照有关要求，及时规范报告，实行病例"日"报告和"零"报告制度；针对传染源、传播途径和易感人群 3 个环节，结合实际情况，制定相应的工作制度和工作流程；对全院职工健康情况进行监测，注意监测医务人员的体温和呼吸系统症状。

（7）医院感染科负责全院相关部门消毒隔离措施的指导工作，加强院内感染工作防控，为医务人员提供合适、必要的防护用品，确保消毒隔离和个人防护等措施落实到位；严格按照《医疗机构消毒技术规范》，做好医疗器械、污染物品、物体表面、地面等的清洁与消毒，加强诊疗环境通风，必要时按照要求进行空气消毒。

（8）后勤管理处和药剂科为医疗保障储备一定数量的设备、防护用品、药品等，应急预案启动后，根据医疗保障任务的需要，调配应急设施、设备、救治药品、医疗器械以及其他物资。

（9）医疗救治组成员实行排班制，手机务必保持24h 畅通，随叫随到；若遇疑似患者，由当日值班专家按照国家卫健委《关于印发新型冠状病毒感染的肺炎诊疗方案的通知》文件要求，进行疑似病例判定；若判定为疑似病例，需报组长进行最终确认；若收住确诊病例，医疗救治组要具备快速反应能力，进行全院会诊，根据病情变化调整治疗方案。

三、实施方案

为做好新型冠状病毒感染肺炎防控工作，成立监控专项工作组，并制定具体工作实施方案。

（一）组织架构

组　长：由主管护理及科研副院长担任

副组长：由医务处、护理部、科研处主要负责人担任

成　员：由医务处、护理部、院内感染科、预防保健科、门诊部等职能部门负责人及急诊、感染性疾病科等主要科室负责人组成。

秘　书：由医务处成员担任。

（二）工作任务

根据《国家卫生健康委办公厅关于加强重点地区重点医院发热门诊管理及医疗机构内感染防控工作的通知》等文件要求，全面加强对门急诊预检分诊、发热门诊及普通病区等不同区域疫情防控工作的监督管理。

（三）工作分工

1. 组长工作职责

完成应对疫情领导小组交办的工作任务，统筹安排部署监控组工作；定期或不定期对重点科室防控实施情况进行监督检查，并就科室存在的问题及时沟通、协调解决；加强对全院职工个人防护的督导落实。

2. 副组长工作职责

医务处负责人：监督发热门诊及窗口科室的防控工作；督促预防保健科将疑似或确诊患者及时上报领导小组办公室，并

将疑似或确诊病例的密切接触者实时上报有关部门；督促院内感染科对全院科室进行院感监控，协助重点科室制定防控预案。

护理部负责人：督促各科室护理人员加强防控意识，做好对重点科室护理人员的防控指导工作，保证各项防控工作按要求落实。及时协调解决并反馈护理人员在防控中存在的问题。

科研处负责人：做好全院应对新型冠状病毒感染疫情防控期间实验室检测生物安全保障工作，将存在的问题及时反馈监控组组长，讨论制定解决方案并落实。

3. 成员工作职责

医务处成员：负责配合副组长做好院内防控工作的监督及督促工作。

门诊部成员：负责开展及监督门诊防控工作，及时协调解决防控工作中存在的问题。

预防保健科成员：负责将疑似或确诊患者及时上报领导小组办公室，并将疑似或确诊病例的密切接触者实时上报有关部门。

急诊科成员：负责落实急诊科医护人员防控工作，及时协调解决防控工作中存在的问题。

院感科成员：负责做好全院院感监控工作，协助重点科室制定防控预案。

感染性疾病科护理人员：负责落实科室医护人员防控工作，

及时协调解决防控工作中存在的问题。

4. 秘书工作职责

配合组长及副组长做好监控组督导工作；及时收集监控组成员提出的需要解决的问题，并报告组长；汇总监控组成员每日工作完成情况。

（四）工作安排

（1）规范门诊、急诊医务人员个人防护工作，并进行督导检查，确保落实到位。

（2）督促制定《医院预检分诊方案》，落实预检分诊关口前移工作。

（3）每日对急诊科、感染性疾病科、发热门诊、重症医学科、儿科、门诊部等疫情监控重点科室进行督导检查，不断优化流程。

（4）督促落实必要的防护用品及消毒隔离措施，确保就诊患者及医护人员安全。

（5）督促做好实验室核酸检测生物安全等防范工作，优化流程，保障检测结果的准确性。

第二章　院感防控

第一节　基本知识

一、医院感染相关概念

医院（院内）感染：患者在医疗机构内获得的感染，包括在住院期间发生的感染和在医院内获得、出院后发生的感染，但不包括入院前已开始或者入院时已处于潜伏期的感染。医疗机构工作人员在院内获得的感染也属于院内感染。

医源性感染：在医疗服务过程中，因病原体传播引起的感染。

医务人员职业暴露：医务人员在从事诊疗、护理活动过程中，接触有毒、有害物质或传染病病原体从而引起伤害健康或危及生命的一类职业暴露。

医务人员医院（院内）感染：医务人员在从事诊疗、护理等工作过程中获得的各种病原微生物感染，如细菌、真菌、病毒等致病微生物感染。

医院（院内）感染暴发：在医疗机构或其科室的患者中，短时间内发生3例及以上同种同源感染病例的现象。

疑似医院（院内）感染暴发：在医疗机构或其科室的患者中，短时间内出现3例及以上临床症候群相似、怀疑有共同感染源的感染病例；或者3例及以上怀疑有共同感染源或感染途径的感染病例现象。

医院（院内）感染聚集：在医疗机构或其科室的患者中，短时间内发生院内感染病例增多，并超过历年散发发病率水平的现象。

二、感染链

感染源：指病原体自然生存、繁殖并排出的宿主或场所。新型冠状病毒感染的患者是主要的传染源，无症状感染者，如隐性感染者、潜伏期后期和恢复期带病毒患者，也可能成为传染源。

传播途径：病原体从感染源传播到易感者的途径。经呼吸道飞沫和密切接触传播是新冠肺炎主要的传播途径。在相对封闭的环境中，长时间暴露于高浓度气溶胶的情况下，存在经气溶胶传播的可能，其他传播途径尚待明确，应注意粪便和尿液污染环境造成气溶胶或接触传播的可能性。

易感人群：对某种疾病或传染病缺乏免疫力的人群。新型冠状病毒肺炎作为新发传染病，人群普遍易感。

潜伏期：指病原体侵入人体至最早出现临床症状或体征的时间段。基于目前的流行病学调查和研究结果，新型冠状病毒肺炎潜伏期普遍为1~14 d，多为3~7 d。

三、标准预防

（一）标准预防相关概念

标准预防是预防与控制院内感染需普遍遵守的重要原则之一，其目的在于降低已知或未知病原体感染传播的风险。标准预防是指医疗机构所有患者和医务人员采取的一系列防护措施，要求医务人员必须知晓所有患者的体内物质均可能具有传染性，需进行相应的隔离和防护。倡导医务人员无论身在何地，进行何种诊疗或操作，只要接触患者，均可能存在感染源暴露风险，均应采取相应的防护措施。

标准预防：针对所有患者和医务人员采取的一组预防感染的措施。具体措施包括手卫生，根据预期可能发生的暴露风险选用防护服、口罩、手套、护目镜、防护面屏、安全注射装置、安全注射、被动和主动免疫及环境清洁等。

个人防护装备（PPE）：用于保护医务人员避免接触感染性因子的各种屏障。包括口罩、手套、护目镜、防护面屏、防水围裙、隔离衣、防护服和个人防护装备等。

隔离技术：采用适宜的技术、方法，防止病原体传播给他人的方法。包括空间隔离、屏障隔离、个人防护装备（PPE）的使用、污染控制技术（如清洁、消毒、灭菌、手卫生、环境管理等）。

屏障隔离：是在易感者与暴露源之间采用物理性屏障的隔离措施（如墙体、隔断、隔帘、薄膜）的统称。

空间隔离：利用距离与空间将易感者与暴露源进行分隔的措施，如隔离房间。

额外预防：在标准预防措施的基础上，针对特定情况的暴露风险和传播途径所采取的补充和额外预防措施，如呼吸道隔离、消化道隔离、血液体液隔离、咳嗽礼仪等措施。

安全注射：对接受注射者做到无害，使实施注射操作的医务人员不暴露于可避免的危险，注射后的废弃物不对环境和他人造成危害。

安全注射装置：用于抽取动静脉血液、其他体液、注射药物的无针或有针装置，通过内在的设计使其在使用后能屏蔽锐器，降低职业暴露感染风险。

（二）标准预防原则

（1）既要防止呼吸道疾病传播，又要防止非呼吸道疾病传播。

（2）既要保护医务人员，又要保护患者。

（3）根据疾病传播特点采取相应的隔离措施。

（4）所有医务人员均应普遍遵循标准预防原则，标准预防措施应覆盖诊疗活动的全过程。标准预防的措施不只限于有传染病患者、传染病医院和感染性疾病科医务人员。感染性疾病具有潜伏期、窗口期和隐匿性感染的特点，大多数感染性疾病在出现临床症状前就已经具有传染性，因此，不应只在疾病明确诊断后才采取隔离防护措施，应覆盖诊疗活动的全过程。

（三）标准预防管理要求

1. 防护准备

医务人员在从事医疗活动前均应树立标准预防理念，掌握标准预防的具体措施、应用原则和技术要求。医疗机构除了做好环境设置和管理，还应为医务人员提供充足、符合标准、能应对各种暴露风险所需要的防护用品（如医用防护口罩、护目镜、防护面屏、手套、隔离衣、鞋套、靴套等），具体要求如下：

（1）在医务人员频繁操作的医疗活动场所和出入口，均应设置流动水洗手池、非手触式水龙头，配备手消毒剂和干手纸巾等手卫生设施。

（2）在高风险病区、隔离病区或传染病区，应设有专门的防护更衣区域。

（3）防护更衣区域除了配备上述防护用品外，还应设置穿衣镜、靠椅（靠凳）、污衣袋、医疗废物桶以及沐浴设施等。

（4）所有防护用品均应符合国家相关标准，按不同型号进行配备，并便于取用。

（5）防护更衣区的出入口张贴防护服的穿、脱流程图。

（6）制定更衣区域的清洁消毒制度与流程，明确岗位职责。

2. 手卫生管理

在诊疗活动中，医务人员的手是直接或间接接触患者的重要环节之一，医务人员的手卫生是标准预防措施中的重中之重。医疗机构应将医务人员手卫生纳入医疗安全管理，并将手卫生规范、知识、技术纳入医务人员培训。所有医务人员在诊疗活动中，除了遵循《医务人员手卫生规范》外，还应特别强调"一旦可疑接触了血液、体液、分泌物、排泄物等物质以及被其污染的物品后应当立即洗手或手消毒"。进行高风险操作或无菌操作时应戴手套，改变操作部位或目的时应及时更换手套，脱去手套后应立即进行手卫生。尽管不同类型的医疗机构、不同专业、不同岗位的诊疗工作不尽相同，但手卫生管理还应强调如下环节。

（1）下列情况之时：抵达工作场所。

（2）下列情况之前：直接接触患者，戴手套进行临床操作，药品准备、接触，摆放食物或协助患者进食，离开工作场所。

（3）下列情况之间：对同一患者进行不同部位的操作。

（4）下列情况之后：取下手套或取下个人防护用品；接触血液、体液、分泌物、排泄物和被其污染的物品；接触已知或可疑被血液、体液或渗出液污染的物品；无论是否戴手套，只要有个人躯体需求，如使用厕所、擦拭或擤鼻涕等。医务人员应接受系统的职业防护培训，养成良好的手卫生习惯，将接触传播的风险降到最低。

四、额外预防

额外预防的理念是在标准预防的基础上，结合医务人员操作中可能暴露的风险强度和情形，从安全需求的角度提出的一种防护方法。

（一）额外预防原则

（1）安全、有效、科学、方便、经济的原则，采取按需配备和分级防护。

（2）所有人员必须遵循公众意识。

（3）面向所有医务人员，所有人员必须参加培训、考核。

（4）防护措施始于诊疗之前，而不是诊断明确之后。

（5）违规必纠。

（二）额外预防方法

1. 基本防护

每位医务人员必须遵守的基本措施。

适用对象：诊疗工作中的所有医务人员（无论是否有传染病流行）。

防护配备：医用口罩、工作服、工作鞋、工作帽。

防护要求：遵循标准预防的理念，洗手和手消毒。

2. 加强防护

在基本防护的基础上，根据感染暴露的风险加强防护措施。

防护对象：可能接触患者血液、体液，以及接触被血液、体液污染的物品或环境表面的医、药、护、技、工勤等人员；

进入传染病区域、留观室、病区的医务人员（传染病流行期）；转运传染病患者的医务人员、实验室技术人员以及其他辅助人员、工勤人员、司机等。

防护配备：医用手套、医用外科口罩、医用防护口罩、护目镜、防护面屏、防护服、隔离服、鞋套和靴套等。

3. 严密防护

由于感染风险特别严重，在加强防护的基础上，额外增加更为严密的措施。

防护对象：为甲类传染病、新发再发传染病或原因不明的传染病患者进行气管切开、气管插管、吸痰等有创操作时；为传染病患者进行尸检时。

防护要求：在加强防护的基础上，增加使用全面型防护器等有效的防护用品。

总之，额外预防是对医务人员而言，在标准预防理念下，基于临床诊疗操作中不同的暴露风险，根据安全防护的需要而采取的一种适当、安全的防护方法。

五、医务人员穿脱防护用品流程

（一）医务人员进入隔离病区穿戴防护用品程序

（1）医务人员通过员工专用通道进入清洁区，认真洗手后依次戴医用防护口罩、一次性帽子或布帽，换工作鞋袜，有条件的可以更换刷手衣裤。

（2）在进入潜在污染区前穿工作服，手部皮肤有破损或疑似有损伤者戴手套进入潜在污染区。

（3）在进入污染区前，脱工作服换穿防护服或隔离衣，加戴一次性帽子和一次性医用外科口罩（共穿戴2层帽子、口罩），戴防护眼镜、手套，穿鞋套。

（二）医务人员离开隔离病区脱摘防护用品程序

（1）医务人员离开污染区前，应当先消毒双手，依次脱摘防护眼镜、外层一次性医用外科口罩和外层一次性帽子、防护服或者隔离衣、鞋套、手套等物品，分置于专用容器中，再次消毒手，进入潜在污染区，换穿工作服。

（2）离开潜在污染区进入清洁区前，先洗手与手消毒，脱工作服，洗手和手消毒。

（3）离开清洁区前，先洗手与手消毒，摘去里层一次性帽子或布帽、里层医用防护口罩，沐浴更衣，并进行口腔、鼻腔及外耳道的清洁。

（4）每次接触患者后，立即进行手的清洗和消毒。

第二节 个人防护方案

本方案适用于新型冠状病毒肺炎流行期间医疗机构临床医技科室医务人员的标准个人防护措施及环境管理。

一、基本要求及原则

医务人员按照标准预防的原则，根据医疗操作可能的传播风险，做好个人防护、手卫生、环境管理、物体表面清洁消毒和医疗废物管理等医院感染控制工作，降低医院感染发生风险。

（一）标准预防原则

标准预防原则是医务人员防护基础，适用于不同工作区域和岗位的全体医务人员。

（二）标准预防核心

基于患者血液、体液、分泌物（不包括汗液）、排泄物、非完整皮肤和黏膜均可能含有感染性因子的原则，为降低医院感染发生风险所采取的一系列防控措施。包括手卫生、正确使用个人防护用品、咳嗽礼仪、环境管理等。

（三）标准预防应用

根据《医院隔离技术规范》，结合相关医院感染管理制度，在做好诊区、病区（房）的环境管理基础上，根据工作中暴露的风险，规范科学地选择防护用品并正确使用，严格落实医院医务人员手卫生制度、消毒隔离制度等感染控制措施。

二、分级防护

在标准预防的基础上，采取飞沫隔离、接触隔离和空气隔离防护措施，根据不同暴露风险，采取适度的个人防护，在保证有效防护的基础上，避免防护过度。

（一）暴露风险评估

1. 低风险

间接接触患者，如导诊、问诊、普通门诊和病房查房等，与患者没有直接身体接触。

2. 中风险

直接接触患者，如查体、穿刺、注射等（有黏膜或体腔接触的查体；无体液喷溅风险的有创操作，如超声引导下乳腺穿刺、深静脉穿刺等）。

3. 高风险

有血液、体液、分泌物等喷溅，或可能产生气溶胶的操作，或手术等，如采集咽拭子、实验室核算检测、口腔护理、吸痰、气管插管无创通气、气管切开、心肺复苏、插管前手动通气和各种内镜检查等。

（二）防护用品选择（见附1）

1. 低风险操作

戴工作帽、医用外科口罩，着工作服或加穿隔离衣，手卫生。

2. 中风险操作

戴工作帽、医用外科口罩或医用防护口罩，着工作服或加穿隔离衣，必要时戴护目镜或防护面屏、乳胶手套，接触病人前后做好手卫生。

3. 高风险操作

戴工作帽、医用防护口罩，着分体式工作衣、一次性医用防护服，必要时加穿防体液渗透的隔离衣、戴护目镜或防护面屏、双层乳胶手套、接触病人前后、摘脱防护用品后、接触自身皮肤及清洁衣着前做好手卫生。

操作应当在有良好通风换气条件的房间内进行，房间中的人数限制在患者诊疗护理所需的最低数量。

三、不同人员防护措施

（一）医护人员

1. 一般科室医务人员

落实预检分诊制度，从事诊疗活动期间均应穿工作服，戴医用外科口罩，并定期更换，根据情况选择性地戴一次性工作帽，做好手卫生。

2. 发热门诊、呼吸与危重症医学科、急诊科、儿童感染病区等医务人员

应穿工作服、外加隔离衣（可复用或一次性使用），戴一次性工作帽、医用防护口罩、防护面屏或护目镜，做好手卫生，视情况加穿胶靴或防水靴套等。

3. 手术人员

除急诊手术外，疫情流行期应详细了解手术患者流行病学史，宜在监测体温、观察14d后再择期手术，手术人员防护与日常手术个人防护相同，建议穿防液体渗漏的一次性手术衣。急诊手术可根据手术风险加戴医用防护口罩（N95、KN95及以

上）、防护面屏或护目镜等，做好手卫生。

4.病例（疑似病例、确诊病例）、感染者（轻症病例、无症状感染者）和转运或陪检人员

穿分体式工作服、医用一次性防护服，戴医用防护口罩（N95、KN95及以上）、一次性工作帽、手套，根据是否有喷溅性操作，选择防护面屏或护目镜、胶靴或防水靴套等，做好手卫生。

5.病例和感染者标本采集人员

穿分体式工作服、医用一次性防护服，戴医用防护口罩（N95、KN95及以上）、一次性工作帽、双层手套、防护面屏或护目镜，穿胶靴或防水靴套，必要时，可加穿防水围裙或防水隔离衣，做好手卫生。

（二）实验室工作人员

1.常规检测工作

穿工作服，戴一次性工作帽、医用外科口罩及乳胶手套，做好手卫生。

2.开展疑似样本检测

在常规检测个人防护基础上，选戴医用防护口罩（N95、KN95及以上），加穿防水围裙或防液体渗透隔离衣，做好手卫生。

3.开展病毒核酸检测

在常规检测个人防护基础上，选戴医用防护口罩（N95、

KN95及以上），加穿医用一次性防护服、双层手套、防护面屏或护目镜，必要时，加穿防水围裙或防液体渗透隔离衣、防水靴套，做好手卫生。

（三）其他人员

出入相关风险区域时，严格按照该区域防护要求使用防护用品，并正确穿戴和脱摘。

1. 环境清洁消毒人员

穿戴工作服、一次性工作帽、一次性手套、长袖加厚橡胶手套、医用一次性防护服、医用防护口罩（N95、KN95及以上）、护目镜或防护面屏、胶靴或防水靴套、防水围裙或防液体渗透隔离衣等，做好手卫生。

2. 标本运送人员

穿戴工作服、一次性工作帽、医用外科口罩、乳胶手套，必要时，加穿防水围裙或防水隔离衣，用密闭标本转运箱进行标本运送，做好转运箱消毒和手卫生。

3. 转运司机

穿工作服、隔离衣，戴手套、一次性工作帽、医用防护口罩。转运患者后，须及时更换全套防护物品，做好手卫生。

4. 尸体处理人员

穿戴工作服、一次性工作帽、一次性手套、长袖加厚橡胶手套、医用一次性防护服、医用防护口罩（N95、KN95及以上）、防护面屏或护目镜、胶靴或防水靴套、防水围裙或防液体渗透隔离衣等，做好手卫生。

5. 管理人员

在疫情期间，严控各类会议和大型活动，原则上不召开集中会议，尽量通过电话、短信、微信、视频、网上办公等方式进行任务交办、指导调度、反馈报告等，关注个人身体状况，做好手卫生及个人防护。如需进入诊疗区域，则按所进入区域风险等级进行个人防护。如必须召开集中会议，应提前做好准备工作，严格控制参会人数，控制会议时长。参会人员带医用外科口罩，相互间保持1m以上的座位间距，会场尽量开窗、开门通风。会后注意环境清洁消毒。

四、特定区域防护建议

（一）预检分诊点

医务人员戴一次性工作帽、医用外科口罩，穿工作服、隔离衣，落实预检分诊制度，做好预检分诊登记，引导发热患者就诊过程时与其保持1m以上距离。

（二）发热门诊

在发热门诊出入口摆放速干手消毒剂，配备符合要求、数量充足的医务人员防护用品。诊疗区域加强通风和消毒，如果采用紫外线灯照射消毒，必须在无人时进行。

进行日常诊疗活动时，穿工作服、隔离衣，戴一次性工作帽、医用外科口罩或医用防护口罩。采集呼吸道标本时，戴医用防护口罩、防护面屏或护目镜。接触血液、体液、分泌物或排泄物时，加戴手套，戴口罩前和摘口罩后应洗手或手消毒。实施气管插管、支气管检查、气道护理和吸痰等可能发生气溶胶或喷溅操作时，戴医用防护口罩、防护面屏或护目镜、手套，穿医用一次性防护服；预期有高浓度气溶胶时，可加穿一次性防渗透隔离衣，佩戴呼吸头罩。接诊护士应当为没有佩戴口罩的患者及陪同人员提供医用外科口罩，并指导其正确佩戴。按照《医疗机构内新型冠状病毒感染预防与控制相关流程》（宁卫发〔2020〕27号）要求，结合医院实际，制定进出发热门诊穿脱防护用品流程，并严格按照流程正确实施。

医务人员应当掌握新型冠状病毒感染的流行病学特点与临床特征，按照诊疗规范进行患者筛查，对疑似或确诊患者立即采取隔离措施并及时报告。

（三）急诊与一般临床科室

落实预检分诊制度，合理设置隔离区域，采取设置等候区等有效措施，避免人群聚集，诊疗区域应当保持良好的通风并定时清洁消毒。

医务人员严格执行标准预防，根据暴露风险选择个人防护装备，实施急诊气管插管等感染性职业暴露风险较高的诊疗措施时，应当按照接治确诊患者的高风险防护要求采取防护措施。

（四）疑似病例观察区、留观病房、隔离病区及医学观察场所

（1）按照《医院隔离技术规范》（WS/T311-2009）等有关要求，优化建筑布局和工作流程，为医务人员提供符合规范、数量充足的防护用品或紧急医用防护用品。设置负压病房的科室应当按相关要求实施规范管理。

（2）工作人员穿分体式工作服、一次性医用防护服，戴一次性工作帽、乳胶手套、医用防护口罩（N95、KN95及以上）、防护面屏或护目镜，穿胶靴或套防水靴套等，做好手卫生。

（3）对疑似或确诊患者应当及时采取隔离措施，疑似患者和确诊患者应当分开安置；疑似患者必须单间隔离，经病原学确诊的患者按照省（区）卫健委的有关要求及时转运至定点医院救治。

（4）在实施标准预防的基础上，采取接触隔离、飞沫隔离和空气隔离等措施。具体措施如下：

①按照《医疗机构内新型冠状病毒感染预防与控制相关流程》（宁卫发〔2020〕27号）要求，结合医院各科室实际情况，制定出入隔离病房穿脱防护用品流程，并严格执行，做好手卫生。

②绘制医务人员穿脱防护用品流程图，并上墙，配置检查穿衣镜，设立监督岗，配备熟练掌握防护用品穿脱流程和方法的人员严格督导，防止污染。

③用于诊疗疑似或确诊患者的听诊器、体温计、血压计等医疗器具及护理物品应当专人专用。床旁检查、治疗等医疗器具不能保障专人专用时，每次使用后应当进行规范的清洁和消毒。

（5）重症患者应当收治在重症监护病房或具备监护和抢救条件的病室，收治重症患者的监护病房或具备监护和抢救条件的病室不得收治其他患者。

（6）严格探视制度，原则上不设陪护。若有患者病情危重等特殊情况必须探视的，探视者必须严格按照规定做好个人防护。

（7）按照《医院空气净化管理规范》（WS/T368-2012）规定，根据病室现有条件，通过通风、紫外线灯照射（无人时）、空气消毒器消毒等方式进行空气净化。

（五）普通病区

个人防护装备同一般临床科室，做好手卫生。应当至少设置1间病房作为应急隔离病室，用于疑似或确诊患者的隔离与救治。建立相关工作制度及流程，配备充足的应对急性呼吸道传染病的消毒和防护用品。

病区（房）内发现疑似或确诊患者，启动相关应急预案和工作流程，按规范要求实施及时有效的隔离、救治和转诊。

发现疑似或确诊患者后在等待转出时，宜专人诊疗与护理，限制无关医务人员的出入，原则上不探视或限制探视，有条件的科室应当优先安置在负压病房。严格执行病房日常清洁消毒和终末清洁消毒并记录。

等候转诊期间，对患者采取有效的隔离和救治措施。

患者转出后，按《医疗机构消毒技术规范》（WS/T367-2012）和《疫源地消毒总则》（GB19193-2015）规定，对其接触环境进行终末清洁消毒并记录。

（六）手术区域

合理安排手术，加强术前麻醉评估，通过体温监测、询问流行病学史等手段，对手术前患者进行严格筛查。手术人员防护要求同日常手术管理，根据情况，可选择穿防渗透手术衣及戴防护面屏或护目镜、医用防护口罩等。

（七）医技检查区域

加强通风，加强患者检查当日的发热情况筛查及流行病学史询问，避免人员聚集，仅安排检查所需必要的陪护人员，防护装备同一般临床科室。接诊疑似或确诊病例，医技检查区域工作人员防护要求同疑似病例观察区域人员，做好手卫生。

（八）医疗区公共区域

加强通风，增加清洁消毒频次（每日3~4次）并记录，进入公共区域开展体温筛查，佩戴医用外科口罩，做好手卫生。

（九）办公区域

加强通风，避免人员聚集，增加清洁消毒频次并记录，进入公共区域开展体温筛查。可选择佩戴医用口罩，注意身体状况，做好手卫生。

（十）防护装备脱卸注意事项

（1）脱卸时尽量少接触污染面。

（2）脱下的防护眼罩、长筒胶鞋等非一次性使用的物品应直接放入带盖的容器内；其余一次性使用的物品应放入黄色医疗废物收集袋中双层封闭包装，作为医疗废物集中处置。

（3）脱卸防护装备的每一步均应进行手消毒，所有防护装备全部脱完后再次洗手、手消毒。

第三节　环境消毒管理规定

为进一步规范医院环境消毒工作，保障消毒效果，避免盲目消杀带来的环境危害和资源浪费，根据《自治区应对新型冠状病毒感染肺炎疫情工作指挥部办公室关于规范做好全区新型冠状病毒肺炎疫情防控大消毒工作的通知》（宁疫指办发〔2020〕45号）精神，制定本规定。

各部门和科室要严格按照国家卫生健康委制定的《公共交通工具消毒操作技术指南》《新型冠状病毒感染不同风险人群防护指南》《公共场所新型冠状病毒感染的肺炎卫生防护指南》及《自治区应对新型冠状病毒肺炎重点场所大消毒技术规范》等文件要求，尤其要对重点部门、重点场所开展大消毒活动，切实改善各类场所环境卫生情况，有效切断传染病传播途径，预防新型冠状病毒的传播，降低感染风险。要切实加强消毒、通风管理，明确专人负责，做到每日清洁消毒（见附2）。

一、规范重点场所大消毒

（一）有明确传染源的场所消毒

现场消毒工作应在院内感染科的指导下，由有关部门及时进行，非专业人员开展消毒工作前应接受专业培训，采取正确的消毒方法并做好个人防护。

（二）没有明确传染源的场所消毒

要科学开展预防性消毒，做好物体表面（特别是高频接触的门把手、按钮、开关等）的清洁消毒、室内空气的流通和个人手卫生等，同时要做好个人防护（如佩戴口罩）。针对不同消毒对象，选择正确有效的消毒产品，采用正确的消毒方法（见附3）。

（1）各部门要减少人员聚集活动，加强室内工作（学习）场所、生活场所（包括卫生间）物体表面卫生清洁与消毒，保持办公室、示教室、病室等室内空气流通。

（2）候诊区、会议室、示教室等人群经常聚集活动的诊疗场所和工作场所要加强卫生清洁与消毒，保持室内空气流通，尽量选择自然通风（如打开门窗通风换气），也可采用机械排风（如使用空调，但应保证空调系统供风安全，保证充足的新风输入，所有排风直接排到室外）。

（三）室外公共场所可不消毒

喷洒消毒道路、广场消毒措施无法达到消毒效果，对切断病毒传播途径作用有限，且外环境过度喷洒化学消毒剂，会对人体健康造成损害，对环境造成污染，不提倡使用。不得反复大面积消毒室外环境（包括空气），不得将化学消毒剂直接喷洒普通人群。

二、进一步加强监督指导

院感科、总务科应加强合作，根据医院应对新型冠状病毒肺炎疫情防控工作安排，强化消毒现场督导，了解工作落实情况，发现问题及时督促解决，确保各项消毒工作措施落地见效。

第四节　口腔门诊院感防控

一、预检分诊防护要求

（一）个人防护要求

佩戴医用外科口罩、一次性工作帽、手套，穿工作服。

（二）环境消毒要求

预检分诊点或分诊台等的物体表面，每天应至少4次使用消毒湿巾或500mg/L含氯消毒剂或75%酒精进行擦拭消毒。分诊遇到发热患者，应陪同患者至发热门诊就诊，并及时清洁消毒分诊台表面。

二、诊疗操作过程防护要求

（一）个人防护要求

进入开展诊疗操作的诊室，均应戴口罩。

（1）一般诊疗操作，佩戴外科口罩、一次性工作帽、手套，穿工作服。

（2）若遇产生气溶胶的操作，患者0.5%双氧水含漱，使用强吸减少污染物播散，医务人员佩戴医用防护口罩、护镜或防护面罩，穿隔离衣。

（3）护目镜、防护面罩、隔离衣在诊疗单元使用，离开诊室需脱下。

（二）防护用品处理

（1）口罩、护目镜、防护面罩、隔离衣等防护用品被血液、体液、分泌物等污染后应当及时更换。

（2）防护用品应一人一用一更换（消毒），脱卸防护用品时避免接触污染面，如被污染，及时进行手卫生。

（3）可复用防护面罩及护目镜，使用后及时清洁消毒，可使用75%酒精擦拭消毒。

（4）可复用的隔离服应一人一用一更换，并收集在固定地点，用干净塑料袋打包后交洗涤中心工作人员清洗消毒。

（三）手卫生要求

（1）工作期间不应戴手镯（链）、手表、戒指等物品。

（2）严格落实手卫生。

（3）脱下防护用品及工作服后，需进行手卫生。

（4）非清洁的手不接触口、鼻、眼等。

三、诊疗结束后清洁消毒要求

（一）诊疗单元要求

（1）尽可能加大治疗处置时的患者物理间隔，有条件时应至少间隔一台牙椅进行就诊。

（2）诊室台面尽量少摆放物品。

（3）每次诊疗操作完成后，更换口腔综合治疗台避污膜。

（4）每次诊疗结束后，使用消毒湿巾或500mg/L含氯消毒剂或75%酒精擦拭消毒诊疗区域物体表面。

（二）空气要求

开窗通风，保持空气流通。

（三）诊室地面要求

（1）诊室地面保持清洁、干燥，如遇患者体液、血液污染，即刻进行污点清洁与消毒（戴好手套，先用可吸附的材料将污染物清除，使用2000mg/L含氯消毒剂喷洒被污染的区域，作用30min后，再用地拖巾清洁该区域）。

（2）诊室地面每天使用500mg/L含氯消毒剂地拖巾清洁消毒，上午、下午各1次。

（四）医疗废物

严格按照医疗废物管理条例处置每天产生的医疗废物。保洁员做好个人防护，处理完医疗废物后应及时进行手卫生。严禁以戴手套代替进行手卫生。

5. 医务人员工作结束

（1）脱下工作服需进行手卫生。

（2）洗手、洗脸后再离开工作场所。

如发现其他问题，应及时联系院感科。

第五节　医务人员临时居住地防控措施

在疫情防控期间，宜为发热门诊及隔离病区的医务人员提供临时居住地，供其休息，以保障医务人员自身及家属健康安全。对医务人员临时居住地，提出以下防控建议。

一、人员管理

（1）医务人员凭证出入临时居住地，房间安排为1人1间，入住人员不得串门、扎堆，禁止启动中央空调。

（2）产生的生活垃圾由入住人员自己封口，投入每层楼公共区域的垃圾箱统一收集转运。

（3）需要保洁人员打扫室内卫生或更换被服时，请联系前台。原则上不安排保洁每天入室打扫，同时要尽量减少保洁人员入室的次数。

二、环境清洁消毒

（1）楼道等公共区域可使用含氯消毒剂（500~1000 mg/L）喷洒，以均匀覆盖物体表面为准，保留30 min后，清水擦拭，不耐受水浸的物体表面可擦拭消毒，每天2次。消毒时应当穿戴合适的防护用品。

（2）保持公共区域空气流通，每天开窗通风2~3次，每天30 min以上。

（3）医务人员专用电梯每天清洁消毒4次，方法同（1）。

（4）用餐点每次发放餐食前后，应当清洁消毒。

（5）公共区域垃圾箱每天清运2次（堆满随时清运），每次清运前后，应当对垃圾箱表面及周围做清洁消毒。

（6）保洁人员入室打扫时，应戴帽子、口罩、手套，穿工作衣。每打扫完1间房间，应更换新的防护用品后方可打扫下1个房间。

（7）医务人员退房后，应对房间所有物体表面做清洁消毒，并开窗通风30 min以上，之后方可接收新的入住人员。

（8）工作人员在每天结束工作前，应将工装更换为便装，清洗双手后离开工作区。

（9）若发现其他问题，应及时联系院感科。

第六节　医疗废物管理规定

根据国务院《医疗废物管理条例》有关规定及国家卫生健康委员会办公厅《关于做好新型冠状病毒感染的肺炎疫情期间医疗机构医疗废物管理的通知》要求，制定本规定。

一、强化责任落实

各科室要高度重视新型冠状病毒肺炎疫情期间医疗废物管理工作，切实落实主体责任，产生医疗废物的具体科室和操作人员是直接责任人。后勤管理部门要加强对保洁公司和保洁人员的管理，组织开展培训，督促其掌握医疗废物管理的基本要求，切实履行职责。各科室要加大环境卫生整治力度，及时处理产生的医疗废物，避免各种废弃物堆积，努力创造健康、卫生的诊疗环境。

二、加强分类收集

（一）明确分类收集范围

发热门诊和隔离病区（房）在诊疗新型冠状病毒肺炎患者及疑似患者过程中产生的废弃物，包括医疗废物和生活垃圾，均应按照医疗废物进行分类收集。

（二）规范包装容器

医疗废物必须采用专用包装袋或利器盒装盛。在装盛医疗废物前，应当仔细检查，确保其无破损或渗漏。医疗废物收集桶应选用脚踏带盖式。医疗废物装盛量达到容器的3/4时，应当及时封口；封口方式采用鹅颈结式，确保封口严密。

（三）做好安全收集

为控制感染风险，确保人员安全，医疗废物必须及时分类收集。装盛医疗废物的包装袋和利器盒表面被感染性废物污染时，应当增加一层包装袋。分类收集使用后的一次性隔离衣、防护服等物品时，严禁挤压。

每个包装袋、利器盒应当系有或粘贴中文标签。标签内容包括医疗废物产生单位、产生部门、产生日期、类别，并在特别说明中标注"新型冠状病毒肺炎"或者简写为"新冠"。

（四）分区域进行处理

收治新型冠状病毒肺炎患者、疑似患者发热门诊和病区（房）的潜在污染区及污染区产生的医疗废物，在离开污染区前，应当对包装袋表面采用1000mg/L的含氯消毒液均匀喷洒消毒，或在其外面加套一层医疗废物包装袋。清洁区产生的医疗废物按照常规医疗废物处置。

（五）做好检后标本处理

医疗废物中含病原体的标本和相关保存液等高危险废物，应当在产生地点进行压力蒸汽灭菌或化学消毒处理，然后按照感染性废物收集处理。

三、规范转运贮存

（一）安全运送管理

在运送医疗废物前，应当检查包装袋或者利器盒的标识、标签以及封口是否符合要求。工作人员在运送医疗废物时，应当防止造成医疗废物专用包装袋和利器盒破损，防止医疗废物直接接触身体，避免医疗废物泄漏和扩散。每天运送结束后，对运送工具进行清洁和消毒，含氯消毒液浓度为1500mg/L。运送工具被感染性医疗废物污染时，应当及时消毒处理。

（二）规范贮存交接

医疗废物暂存处应当有严密的封闭措施，设有工作人员进出管理制度，防止非工作人员接触医疗废物。医疗废物宜在暂存处单独设置区域存放，尽快交由医疗废物处置单位进行处置。用1500mg/L 的含氯消毒液对医疗废物暂存处地面进行消毒，每天２次。医疗废物产生部门、运送人员、暂存处工作人员及医疗废物处置单位转运人员之间要逐层登记交接，并说明其来源于新型冠状病毒感染的肺炎患者或疑似患者。

（三）做好转移登记

医疗废物暂存处管理人员要及时通知医疗废物处置单位上门收取，并做好相应记录。严格执行危险废物转移联单管理，对医疗废物进行登记。登记内容包括医疗废物的来源、种类、重量或数量、交接时间、最终去向以及经办人签名，特别要注明"新型冠状病毒肺炎"或"新冠"，登记资料保存3年。

第七节　医务人员职业暴露应急预案

为评估医务人员发生职业暴露后的风险，并且能及时有效地进行处置，降低新型冠状病毒感染的风险，保障工作人员的职业安全，参照原卫生部《医院感染管理办法》第13条、《WST 511-2016经空气传播疾病医院感染预防与控制规范》，制订本预案。

一、可疑暴露及职业暴露定义

可疑暴露：指暴露于新型冠状病毒检测阳性的患者及其周围物品和环境，且暴露时未采取有效的防护措施。

职业暴露：指医务人员及有关工作人员在从事医疗、护理及相关工作的过程中，意外被某种传染病患者的血液、体液污染了破损的皮肤或黏膜，或被含传染病的血液、体液污染的针头及其他锐器刺破皮肤，有被感染的可能。

二、新冠肺炎职业暴露应急处理流程（见附4）

（一）体液暴露

污染的体液、血液、分泌物喷溅→立即在缓冲间脱去污染衣物及防护用品→对污染的皮肤进行清洗消毒，同时对污染黏膜反复用生理盐水冲洗→自我隔离→上报医务处、护理部、预防保健科、院感科→等待评估结果。

（二）针刺伤处理

迅速脱去外层手套→立即伤口处理（挤：由近心端向远心端挤血；冲：在流动水下冲洗；消毒：75%酒精或0.5%碘伏消毒）→再重新戴外层手套→按流程脱去防护用品→自我隔离→上报医务处、护理部、预防保健科、院感科→等待评估结果。

（三）未做防护暴露

（1）科室医护人员在新冠疫情未结束期间，在未做任何有效防护的情况下，如与确诊患者或疑似患者有密切接触，立即上报科室负责人及预防保健科；发生暴露者，自己要有隔离意识，立即限制与其他人的接触，禁止在医院内随意走动。

（2）隔离时间：从报告当时即开始隔离。

（3）预防保健科接到报告后，立即进行评估，判断新冠肺炎职业暴露是否成立。

（4）医务处组织院内专家组会诊，负责职业暴露者的管理及日常评估。

（5）14d隔离期满，如需解除隔离，须由专家组会诊后确定。

（6）心理健康中心对新冠肺炎职业暴露者进行心理干预。

（7）预防保健科要建立工作人员职业暴露个人档案，做好职业暴露后的监测等记录，并对职业损伤和各类职业暴露情况进行统计、总结，分析原因，并提出有效的预防措施。

（8）院内感染科要负责组织全院有关专业人员进行职业安全防护知识的培训，并定期对各部门职业安全防护工作进行监督检查，指导开展职业暴露后预防处理工作。

（9）检验科要及时完成对接触者和接触源的血源性病原体及其他相关检测，结果及时通知医务处、预防保健科及专家组。

（10）感染性疾病科根据专家组会诊意见对暴露者制定用药方案。

三、随访和咨询

（1）预防保健科及时随访职业暴露当事人，并根据化验结果进行定期监测、随访并存档。

（2）在处理过程中，预防保健科应为职业暴露当事人提供咨询，必要时请心理医生帮助减轻其紧张恐慌心理，稳定情绪。

（3）医院和有关知情人应为职业暴露当事人严格保密，不得向无关人员泄露职业暴露当事人的情况。

第三章 医务管理

第一节 预检分诊工作方案

为做好应对新型冠状病毒肺炎疫情防控工作，防止院内交叉感染，做好"外防输入、内防输出"工作，保障复工复产后各项诊疗活动有序进行，确保各类人员身体健康和生命安全，参照《医疗机构传染病预检分诊管理办法》，结合宁夏回族自治区级卫健委下发的《疫情防控督办意见书（005号）》《自治区应对新冠肺炎疫情工作指挥部关于规范新冠病毒无症状感染者管理的通知》《自治区防范境外新冠肺炎疫情输入工作方案》等文件要求，制定本工作方案，具体内容如下。

一、工作目标

坚决贯彻落实习近平总书记有关重要讲话精神，按照宁夏回族自治区党委"五个凡是""三个全面""三防三控""四个实行"等工作要求，落实严防严控、联防联控、群防群控措施，共同应对疫情，做好医疗机构大门及各院区内相应楼宇往来人员的体温监测、疏导等工作，指导发热患者做好个人防护并陪送至发热门诊就诊，进行交接登记。实现关口前移、全员参与、严防疫情、人人有责的工作目标。

二、点位设置

预检分诊关口前移、不留空当。

（1）白天（每日6：30—19：30）：于医疗机构各楼宇门口设置预检分诊点，最大限度确保医患人员正常通行。楼宇前设置帐篷，帐篷外划定区域作为预检分诊点。

（2）夜间（每日19：30—次日6：30）：实施半封闭管理，仅保留供车辆、行人进出的一个出入口（其他出入口关闭，车辆、行人禁止通行）。在此期间，进入院区的人员必须在仅留出入口帐篷外划定的预检分诊点进行体温筛查并登记。发热人员由工作人员带至发热门诊就诊，急诊患者正常就诊。

（3）各临床科室设24小时制二次预检分诊点。

三、基本配置

每个预检分诊点至少配置1顶帐篷、2个手持式体温仪、3个体温计、1瓶手消毒剂、1瓶酒精、护目镜、2包一次性口罩、一次性手套、必要的保暖和遮阳挡雨设备、发热患者登记表等。

四、管理构架及职责

成立预检分诊工作小组，下设于医院应对新型冠状病毒感染肺炎疫情监控组。医务处统筹安排具体工作，办公室、组织人事处、护理部、后勤管理处、信息中心、团委及各分支机构抽调专职人员，各预检分诊处安排负责人及联络人员各1人共同配合完成。同时，各临床科室成立以科主任、护士长为第一责任人的科室二次预检分诊专班。

总负责人：及时传达、学习上级指示、批示精神及工作安排部署，督促抓好落实；组织召开各类会议；负责与上级部门对接，做好相关部门统筹工作，协调解决应对工作中出现的问题，及时向医院应对新型冠状病毒感染肺炎疫情监控组组长汇报有关情况。

医务处：完成预检分诊工作的方案制定，完成预检分诊人员的总体组织协调，统筹安排整体工作。

办公室：完成预检分诊处各类标识的制作、摆放、张贴与维护，协助解决有关问题。

组织人事处：完成联络人的抽调工作（建议抽派有责任心的事务助理岗人员），完成预检分诊人员疫情专项绩效的发放工作。

后勤管理处（医院应对新型冠状病毒感染肺炎疫情后勤保障组）：根据工作需要，完成每日预检分诊所需设备及防护物资的申领、分发、回收、盘点、维修更替及消毒；完成预检分诊处的消毒与清洁；完成每日预检分诊人员餐食及饮水的准备与发放。

医院应对新型冠状病毒感染肺炎疫情培训组：完成预检分诊人员防疫、防控及工作流程的培训工作。

理部：协助完成预检分诊护理人员的抽调、组织、协调工作。

团委、党办：抽调志愿者协助完成相关工作。

保卫科：完成各预检分诊处出口的秩序维护工作。

信息中心：完成预检分诊工作的信息化建设，逐步实现各楼宇预检分诊工作实名化、数字化、便捷化。

各分支机构：完成各分支机构的预检分诊总体统筹工作。

各预检分诊处责任人、联络人：完成各预检分诊处人员排班及汇总上报工作，完成预检分诊人员信息录入及每日预检分诊工作量统计工作。

各科室主任、护士长：完成住院患者及家属的二次预检分诊监管工作。

医院应对新型冠状病毒感染肺炎疫情督导组：完成各分支机构、主要楼宇及南大门预检分诊的督导检查工作；完成各临床科室二次预检分诊的督导检查工作。

五、工作实施

（一）医疗机构各楼宇前、大门处预检分诊

1. 预检分诊班次

每日分3班，即早班6：30—10：30、中班10：30—15：00、

午班15∶00—19∶30。

2. 预检分诊工作安排

（1）各预检分诊处设联络人，每2周按照工作分工对各楼宇包干科室进行排班及统计汇总人员信息，填报《预检分诊排班表》（见附5）并上报工作小组医务处联络人。

（2）后勤管理处安排专职人员每日6∶30前向各预检分诊处运送并分发所需设备、防护物资及日常补给。

（3）预检分诊人员进入预检分诊处后做好个人防护措施，穿防护衣，戴口罩、帽子及口罩，并进行个人体温自检。同时做好预检分诊清洁区、消毒区物品摆放，清点物品数量，填写交班记录表。

（4）后勤管理处安排专职人员每日19∶30完成各预检分诊处设备和防护物资的回收、盘点、维修更替及消毒工作。

（5）各预检分诊处联络人每日统计工作量并上报工作组。

3. 预检分诊工作流程（见附6）

（1）查验入院人员是否携带当日健康码。

（2）对没有健康码的入院人员进行体温检测、流行病学史及就诊目的等询问，填写《预检分诊人次统计表》（见附7），并提示其下载手机软件。

（3）发现有疫情相关症状者，填写《预检分诊体温异常情况登记表》（见附8），及时引导至发热门诊。

4. 预检分诊注意事项

（1）主要楼宇以"一医一护"原则进行预检分诊工作。

（2）有健康码者仍需测温，并提示更新健康码。

（3）每班次上岗人员需做好交接班记录。下一班人员未到岗时，上一班人员不得离开。

（二）各临床科室二次预检分诊

（1）对住院患者进行医学排查，无异常情况后方可收住入院。

（2）住院患者应尽量减少陪护。确有需要的患者，在取得陪护医嘱后，可由1名相对固定的人员进行陪护。对陪护人员排查无异常后发卡通行并填写《疫情期间病区出入人员排查登记表》（见附9）、《住院患者排查登记表》（见附10），每日上报工作小组。

（3）患者住院期间谢绝探视。各病区要安排专人对患者、家属佩戴口罩的情况进行检查。对陪护人员进行日常体温检测并进行记录，每日不少于2次。

六、工作要求

（一）高度重视，全员参与

各处（科）室、分支机构负责人要高度重视、积极响应预检分诊工作，认真安排科室人员参加。全院职工要积极配合，确保预检分诊工作顺利开展并落实。参照医院相关规定向各预检分诊工作人员发放疫情专项绩效。

（二）强化机制，规范处置

工作小组各成员、各预检分诊处责任人和联络人、临床各科室主任和护士长须及时沟通、形成合力，有序有效落实预检分诊工作。所有参与预检分诊工作的人员要做好自身防护，严格按照相关规范、指南标准开展预检分诊工作。

（三）加强督导，责任到人

工作小组各成员、各预检分诊处责任人和联络人、临床各科室主任和护士长须强化意识、责任到人，填写《预检分诊工作督导检查表》（见附11）。同时将预检分诊整体工作纳入疫情防控期间院级领导指导工作分工之一，采取预检分诊处和临床各科室每日自查、院级领导每日督导检查、医院应对新型冠状病毒感染肺炎疫情督导组定期飞行督查相结合的方式，确保工作有效落实，对完成不好的预检分诊处、临床科室定期进行通报。

第二节　门诊防控

新冠肺炎疫情期间，门诊既承担着公众的门诊诊疗服务工作，又要做好疫情防控工作，要做到"早发现、早诊断"，避免交叉感染。同时，门诊有着人流量大、人员密集度高、人员接触环节多等特点，是疫情防控的重点、难点场所。为进一步做好门诊防控工作，实施以下防控措施应对疫情。

一、门诊三级预检分诊流程

"早发现、早诊断、早报告、早隔离、早治疗"是传染病防控的关键。突发急性传染病疫情期间，不排除传染病发病患者因症状表现或其他疾病到普通门诊就诊的可能性。基于此，门诊的预检分诊体系极为关键，要起到早发现、防控交叉感染的重要作用，需要对日常的预检分诊流程改造升级。在新冠肺炎疫情期间，应当建立门诊入口、护士站、诊间的三级预检分诊体系。

（一）一级预检分诊

在门诊医、患入口处设立预检分诊点，预检分诊和引导人员佩戴医用外科口罩、一次性手套、帽子，穿工作服、隔离衣，对进入大楼的所有患者、陪同家属、医务人员进行口罩佩戴检查、体温枪以及远程红外线体温筛查，对体温≥37.3℃的患者再进行水银体温计复查，同时完成病人和陪同家属的流行病学史调查（扫描二维码完成），对发现的疑似病例由门诊护士陪送至发热门诊就诊（见附12）。

（二）二级预检分诊

门诊各护士站设体温检测点，对所有就诊患者和陪同人员再次进行筛查、复查和个人防护指导，完善流行病学史调查（扫描二维码完成），尤其是重点科室患者流行病学史的复核，检查流行病学史调查结果，对发现的疑似病例由门诊护士陪送至发热门诊就诊。

（三）三级预检分诊

为避免患者扫码时未提供真实信息而发生遗漏，坐诊医生需再次询问流行病学史，并根据临床表现综合分析病情，选择必要的检查项目，必要时再复查体温，结合患者主诉、症状，对筛查出的疑似病例由门诊护士陪送至发热门诊就诊（见附13）。

二、门诊通道管理

根据宁夏回族自治区卫生健康委《新型冠状病毒感染的肺炎诊疗和防控等方案》及《医疗机构新型冠状病毒感染预防与控制技术指南》文件精神，根据医院实际情况，减少门诊出入口，实施"三通道"管理，在各通道设置醒目的出入口标识及就诊流程指引图。入口和出口分列，院内职工和就诊人员分列，普通患者门诊通道与发热门诊通道分列。

（一）进入院区的"三通道"管理

1. 院内职工出入通道

与病人通道不在一个方向，相隔安全距离，进出要佩戴工作牌或相关证件，并接受体温检测。

2. 普通病人出入通道

在门诊大厅外广场，使用隔离栏分列出、入口；除发热病人外，所有患者及陪同家属从此通道出或入，并接受体温检测。

3. 发热病人专用通道

远离普通病人及职工通道，使用隔离栏分列出、入通道；发热病人做好体温监测及相关流行病学史登记后，由现场工作人员陪护至发热门诊就诊。

（二）门诊大楼出入口通道管理

疫情期间，门诊大楼所有通道实行统一管制，仅开放门诊大厅的出、入口，并设置预检分诊处。

三、门诊人员流量控制及管理

（一）一室一患

杜绝多个病人进入诊室围着医生看诊；非查体时间段，医生和病人都保持一定的距离是一种有效的保护措施。

（二）慢病处方

慢性病人长期服用的药物可延长开具3个月的处方，降低病人反复来医院开药造成的人员密集。

（三）开展多种形式的防护宣教

由分诊护士在各诊区向患者及陪同家属讲授新冠肺炎相关防护知识，包括正确戴口罩、手卫生、医疗废物处理等。制作各类防控告知书、预检分诊流程图、地标等，引导病人快速、及时、准确就诊，防止人员聚集，避免交叉感染。

第三节 重点人群及特殊专科处置流程

一、发热患者接诊处置流程（见附14）

（1）发热患者分别通过3种渠道（急诊科、门诊、自行前往）到发热门诊就诊。急诊科、门诊部根据患者情况进行预检分诊。若遇高度可疑新型冠状病毒患者，分诊至发热门诊。

（2）发热门诊值班医生根据患者情况进行鉴别诊断，若排除新型冠状病毒感染的患者，分诊至急诊科或相应专科。若患者病情符合《关于印发新型冠状病毒感染的肺炎诊疗方案和全国各省（区、市）首例新型冠状病毒感染的肺炎病例确认程序的通知》中"1+2"条件（"1"为流行病学史：发病前14 d内有武汉地区或其他有本地病例持续传播地区的旅行史或居住史；发病前14 d内曾接触过来自武汉市或其他有本地病例持续传播地区的发热或有呼吸道症状的患者；有聚集性发病或与新型冠状病毒感染者有流行病学关联。"2"为临床表现：发热；具有肺炎影像学特征，早期呈现多发小斑片影及间质改变，以肺外带明显，进而发展为双肺多发磨玻璃影、浸润影，严重者可出现肺实变、胸腔积液少见，发病早期白细胞总数正常或降低，淋巴细胞计数减少），立即请医疗救治组专家会诊。

（3）专家组接到会诊请求后立即前往邀请科室会诊，根据患者病情，结合"1+2"疑似患者确认条件进行判定。若判定为疑似病例，须请示医疗救治组组长进行最终确认，签署会诊意见表确认疑似，并上报省（区）卫健委；若不能判定为疑似病例，将患者转诊至急诊科或相应专科，必要时可隔离观察。

（4）在符合疑似病例标准的基础上，值班医师留取患者痰液、咽拭子、下呼吸道分泌物等标本，联系预防保健科送至省（区）CDC（或医院医学实验中心）进行新型冠状病毒核酸检测。

（5）若核酸检测阳性，则判定为确诊病例，立即隔离，收住感染性疾病科隔离病房，严重者须转至 ICU 负压病房，同时上报省（区）级卫健委；若疑似病例连续 2 次呼吸道病原核酸检测阴性（采样时间至少间隔1d），方可解除隔离，将患者转诊至呼吸科或相应专科。

二、发热孕产妇接诊处置流程（见附15）

（1）急诊科、围产门诊根据患者情况进行预检分诊，若遇高度可疑新型冠状病毒患者，分诊至发热门诊。

（2）发热门诊值班医生根据患者情况进行鉴别诊断，若排除新型冠状病毒感染的患者，分诊至产科。若患者病情符合《关于印发新型冠状病毒感染的肺炎诊疗方案和全国各省（区、市）首例新型冠状病毒感染的肺炎病例确认程序的通知》中"1+2"条件（"1"为流行病学史：发病前 14 d 内有武汉地区或其他有本地病例持续传播地区的旅行史或居住史；发病前 14 d 内曾接触过来自武汉市或其他有本地病例持续传播地区的发热或有呼吸道症状的患者；有聚集性发病或与新型冠状病毒感染者有流行病学关联。"2"为临床表现：发热；具有肺炎影像学特征，早期呈现多发小斑片影及间质改变，以肺外带明显，进而发展为双肺多发磨玻璃影、浸润影，严重者可出现肺实变、胸腔积液少见，发病早期白细胞总数正常或降低，淋巴细胞计数减少），立即请医疗救治组专家会诊。

（3）专家组接到会诊请求后须立即前往邀请科室会诊，根据患者病情，结合"1+2"疑似患者确认条件进行判定。若判定为疑似病例，须请示医疗救治组组长进行最终确认，签署会诊意见表确认疑似，将患者转院至省（区）级孕产妇新冠肺炎集中隔离定点医院，并上报省（区）级卫健委；若不能判定为疑似病例，将患者转诊至产科，必要时可隔离观察。

（4）在符合疑似病例标准的基础上，值班医师留取患者痰液、咽拭子、下呼吸道分泌物等标本，联系预防保健科送至省（区）CDC（或医院医学实验中心）进行新型冠状病毒核酸检测。

（5）若核酸检测阳性，则判定为确诊病例，立即隔离，收住感染性疾病科隔离病房，严重者须转至ICU负压病房，同时上报省（区）级卫健委；在感染性疾病科隔离病房进行正常分娩，新生儿转诊至新生儿科；在产科负压病房进行剖宫产，新生儿转诊至新生儿科，孕产妇平稳后转诊至感染性疾病科隔离病房。若核酸检测阴性，则收治入产科。

三、发热儿童接诊处置流程（见附16）

（1）急诊科、儿科急诊根据患者情况进行预检分诊，若遇高度可疑新型冠状病毒患者，分诊至儿童发热门诊。

（2）发热门诊值班医生根据患者情况进行鉴别诊断，若排除新型冠状病毒感染的患者，分诊至儿科相应病区。若患者病情符合《关于印发新型冠状病毒感染的肺炎诊疗方案和全国各省（区、市）首例新型冠状病毒感染的肺炎病例确认程序的通知》中"1+2"条件（"1"为流行病学史：发病前 14 d 内有武汉地区或其他有本地病例持续传播地区的旅行史或居住史；发病前 14 d 内曾接触过来自武汉市或其他有本地病例持续传播地区的发热或有呼吸道症状的患者；有聚集性发病或与新型冠状病毒感染者有流行病学关联。"2"为临床表现：发热；具有肺炎影像学特征，早期呈现多发小斑片影及间质改变，以肺外带明显，进而发展为双肺多发磨玻璃影、浸润影，严重者可出现肺实变、胸腔积液少见，发病早期白细胞总数正常或降低，淋巴细胞计数减少），立即请医疗救治组专家会诊。

（3）专家组接到会诊请求后须立即前往邀请科室会诊，根据患者病情，结合"1+2"疑似患者确认条件进行判定。若判定为疑似病例，须请示医疗救治组组长进行最终确认，签署会诊意见表确认疑似，将患者转院至省（区）级儿童新冠肺炎集中隔离定点医院，并上报省（区）级卫健委。重症患者转至儿科感染病区隔离病房一区，并上报省（区）级卫健委；经治疗病情平稳后，转院至省（区）级儿童新冠肺炎集中隔离定点医院。若不能判定为疑似病例，将患者转诊至儿科相应病区，必要时可隔离观察。

（4）在符合疑似病例标准的基础上，值班医师留取患者痰液、咽拭子、下呼吸道分泌物等标本，联系预防保健科送至省（区）CDC（或医院医学实验中心）进行新型冠状病毒核酸检测。

（5）若核酸检测阳性，则判定为确诊病例，立即转院至省（区）级儿童新冠肺炎集中隔离定点医院。重症患者转至儿科感染病区隔离病房二区，同时上报省（区）级卫健委；经治疗病情平稳后，转院至省（区）级儿童新冠肺炎集中隔离定点医院。

四、发热新生儿接诊处置流程（见附17）

（1）新生儿科根据患者情况进行预检分诊，值班医生根据患者情况进行鉴别诊断，若排除新型冠状病毒感染的患者，分诊至新生儿科。若患者病情符合《关于印发新型冠状病毒感染的肺炎诊疗方案和全国各省（区、市）首例新型冠状病毒感染的肺炎病例确认程序的通知》中"1+2"条件（"1"为流行病学史：发病前 14 d 内有武汉地区或其他有本地病例持续传播地区的旅行史或居住史；发病前 14 d 内曾接触过来自武汉市或其他有本地病例持续传播地区的发热或有呼吸道症状的患者；有聚集性发病或与新型冠状病毒感染者有流行病学关联。"2"为临床表现：发热；具有肺炎影像学特征，早期呈现多发小斑片影及间质改变，以肺外带明显，进而发展为双肺多发磨玻璃影、浸润影，严重者可出现肺实变、胸腔积液少见，发病早期白细胞总数正常或降低，淋巴细胞计数减少），立即请医疗救治组专家会诊。

（2）专家组接到会诊请求后须立即前往邀请科室会诊，根据患者病情，结合"1+2"疑似患者确认条件进行判定。若判定为疑似病例，须请示医疗救治组组长进行最终确认，签署会诊意见表确认疑似，将患者转院至省（区）级儿童新冠肺炎集中隔离定点医院，并上报省（区）级卫健委。重症患者转至新生儿科 NICU 病区，并上报省（区）级卫健委；经治疗病情平稳后，转院至省（区）级儿童新冠肺炎集中隔离定点医院。若不能判定为疑似病例，将患者转诊至新生儿科，必要时可隔离观察。

（3）在符合疑似病例标准的基础上，值班医师留取患者痰液、咽拭子、下呼吸道分泌物等标本，联系预防保健科送至省（区）CDC（或医院医学实验中心）进行新型冠状病毒核酸检测。

（4）若核酸检测阳性，则判定为确诊病例，立即转院至省（区）级儿童新冠肺炎集中隔离定点医院。重症患者转至新生儿科 NICU 病区，同时上报省（区）级卫健委；经治疗病情平稳后，转院至省（区）级儿童新冠肺炎集中隔离定点医院。

五、危重症患者处置流程（见附18）

患者于发热门诊就诊，若感染性疾病科筛查组专家讨论确认为可疑病例，同时判定该患者为重症或危重症肺炎患者，则请重症医学专家会诊，指导、制定治疗方案，同时抽调重症医学医师参与救治。若完善后续检查排除新冠肺炎，则转重症医学科治疗；若确诊，继续在感染性疾病科隔离治疗。

六、口腔门诊须知

（1）口腔门诊实行全预约、分时段就诊，不接受现场挂号或加号。

（2）初诊患者通过医疗机构线上平台进行预约挂号，凭预约挂号成功通知就诊；复诊患者由各科室联系沟通，凭医生预约短信就诊。

（3）根据口腔诊疗的特殊性，为防止交叉感染，在疫情期间，医院对口腔疾病适宜操作和暂不适宜操作进行动态调控，牙周洁治、种植牙、阻生牙拔除、复杂牙拔除、冠桥预备等可择期诊治的项目延后。

（4）为尽量避免人员聚集及减少等候时间，患者须按照预约的就诊时间提前30 min到相应科室接受分诊。

（5）患者进入院区须佩戴口罩，服从测温预检分诊安排，谢绝非必要陪护人员（儿童及老年患者限1名陪同人员）。

第四节　急诊手术病人管理

一、急诊手术患者管理流程（见附19）

需急诊手术的患者，首先判断其临床表现，是否存在发热、干咳、乏力、鼻塞、流涕、咽痛、腹泻等可疑不适症状。若无，正常手术；若有，进一步询问其流行病学史。

若该患者存在以下任意情况：2周内有高风险地区及周边地区，或其他有病例报告社区的旅行史或居住史；2周内与新型冠状病毒感染者（核酸检测阳性者）有接触史；2周内曾接触过来自高风险地区及周边地区，或来自有病例报告社区的发热或有呼吸道症状的患者；聚集性发病，身边有聚集性发病，或与新型冠状病毒感染者有流行病学关联，立即上报科室负责人及医务处（总值班），明确其相关接触史，诊断为疑似病例。

同时，若判断该患者现病情危及生命或致残，则上报医务处（总值班），组织专科专家与救治专家组进行讨论，认为患者确需手术的，予以安排；在负压层流手术间内进行手术；按照《医疗机构内新型冠状病毒感染预防与控制技术指南》要求执行。

二、手术间准备流程（见附20）

如若接到新型冠状病毒感染（疑似）患者手术通知，首先确定参与手术人员，准备负压层流手术间，移除手术间多余物品、设备，洗手护士与巡回护士共同准备一次性辅料、手术衣等手术用品。需 2 名巡回护士参与手术，1 名巡回护士在手术间内配合手术，另 1 名在手术间外提供外围手术用品的传递。

三、手术接送流程（见附21）

接送新型冠状病毒感染（疑似）患者手术，应由救护车队司机、麻醉医师、专科医师及护理人员组成转运小组。转运小组使用负压救护车、负压担架将患者转运至手术室入口，在穿鞋套、车轮消毒后，将患者转运至负压手术间门口。做好防护的手术间医护人员将患者移至手术床。此时，应对负压担架进行适当处理，移至手术间门口备用。手术结束后，待患者在手术间麻醉苏醒后，巡回护士、手术医师共同将患者移至负压担架内，再送至手术间门口，与转运小组做好交接。转运小组将患者转运至隔离病房，与病房护士做好交接。同时安排另一名巡回护士将手术室前厅至手术间地面区域用含氯消毒液（1000 mg/L 或 5000 mg/L）拖地消毒。无可见污染，用 1000 mg/L 含氯消毒剂进行湿式擦拭消毒（不留死角，彻底擦拭）；有休液、血液污染，用 5000 mg/L 含氯消毒剂进行污点清洁消毒。

四、手术人员防护流程（见附22）

（一）手术开始前

手术前，卫生手消毒1次，戴手术帽、医用防护口罩，测试口罩密闭性，穿一次性鞋套。麻醉医师、巡回护士卫生手消毒，手术医师、洗手护士外科手消毒，戴一次性灭菌橡胶外科手套，穿医用防护服，戴封闭式护目镜、防溅面屏。麻醉医师、巡回护士穿靴套、外层一次性鞋套。手术医师、洗手护士穿靴套、外层一次性鞋套，脱一次性手套，卫生手消毒1次，戴一次性灭菌橡胶外科手套，穿一次性手术衣，戴外层一次性灭菌橡胶外科手套实施手术相关操作。

（二）手术结束后

手术结束后，脱去外层手套，卫生手消毒1次。摘去防溅面屏、护目镜，脱去一次性手术衣、外层一次性鞋套，卫生手消毒1次。脱医用防护服，同时脱去内层手套、靴套，卫生手消毒1次。在手术间门口内侧脱去内层一次性鞋套（脱鞋套后需迈出至手术间门口外侧），卫生手消毒1次。在手术间门口外侧脱去医用防护口罩、手术帽，卫生手消毒1次。更换外科口罩及帽子，沐浴（时间不少于30 min），更换衣物。

注意：所有脱下的物品应全部装入手术间内放置的黄色生物污染污物收集袋，不得将任何污物带出手术间。

五、术后物品处理流程（见附23）

（一）手术器械处理

手术器械不做任何预洗（建议使用保湿剂），清点如数后装入器械盒内盖好器械盒盖，用黄色生物污染污物袋分别双层封装，用记号笔标注"污染"字样，电话通知供应室接收器械，于手术间污物间门口完成交接。器械车用75%医用酒精湿式擦拭消毒，过氧化氢喷雾熏蒸消毒2h，用清水进行表面擦拭，物表培养后待用。

（二）术后污物处理

术后污物全部用黄色生物污染污物袋双层封装，用记号笔标注"污染"字样，存放于手术间内。电话通知外围人员于手术间污物间门口用密封容器或污染污物袋接收。手术间回风口、物体表面及地面用75%医用酒精或含氯消毒剂（1000mg/L或5000mg/L）湿式擦拭、拖地消毒，手术间所有物品用过氧化氢喷雾熏蒸消毒2h。用清水彻底清洁手术间及物品表面，手术间完全洁净系统再运行2h后关闭。通知相关部门更换手术间高效过滤器，通知院感科进行手术间物表和空气采样检测，结果合格后方可使用。

注意：无可见污染，用1000mg/L含氯消毒剂进行湿式擦拭消毒（不留死角，彻底擦拭）；有体液、血液污染，用5000mg/L含氯消毒剂进行污点清洁消毒。

六、病理标本处理流程（见附24）

（一）术中冰冻标本

术中冰冻标本切除后，迅速放入2层病理标本袋并严格密封，做好污染信息标注。送检医师电话联系冰冻室，在手术间污物间门口与外围助手进行交接。手术科室外围助手通过污物通道将标本袋送至手术室冰冻操作间。冰冻操作人员做好相关防护措施，接收标本，进行取材、检查。冰冻检查结束后，按照相关规定对器械、仪器等物品进行消毒。

（二）常规病理标本

常规病理标本切除后，迅速（30 min 内）加足量的固定液进行固定，放入 2 层病理标本袋并严格密封，做好污染信息标注。送检医师电话联系病理科，在手术间污物间门口与外围助手进行交接。手术科室外围助手通过污物通道将标本袋送至手术室病理标本集中接收点，标本接收人员核对查验后进行接收，转运至病理科标本接收处，病理科进行取材、检查，结束后按照相关规定对器械、仪器等物品进行消毒。

第五节　其他关键环节处置流程及原则

一、非重点科室高度可疑患者处置流程（见附25）

非重点科室高度可疑患者具有流行性病学史，高度可疑新冠肺炎患者，就地隔离，开具以下医嘱：血常规；生化常规；CRP；降钙素原；胸部 CT 平扫（见附26）（若有结果则不用开具）。同时联络应急办、预防保健科留取咽拭子，申请筛查组专家会诊（见附27），待相关检查及诊断明确，如若阳性，转感染性疾病科隔离治疗；如若阴性，解除隔离继续治疗。

二、病例筛查组阅片工作流程（见附28）

（1）若放射科值班专家阅片发现肺部CT异常表现，提交放射科专家组讨论，给出放射诊断意见。

（2）提交病例筛查专家组值班专家（3人）小组讨论，专家组结合病史、实验室检查及影像学表现，提出小组意见，并上报专家组组长。

（3）专家组组长给出最终意见：居家隔离、留院隔离、住院隔离。

三、咽拭子采集规范

咽部分为鼻咽、口咽、喉咽3部分，这三者的黏膜是连续的，均属于上呼吸道区域。根据取样路径不同，可分为鼻咽拭子和口咽拭子，其中经鼻取样的称为鼻咽拭子，经口取样的称为口咽拭子。

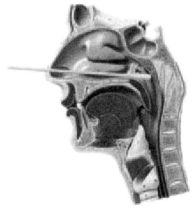

鼻咽拭子采集

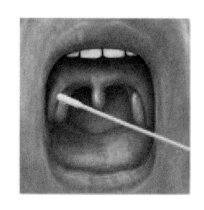

口咽拭子采集

咽拭子核酸检测标本若采集操作不规范，则可能造成假阴性的结果，导致患者治疗延误。因此，正确、规范地采集咽拭子标本尤为重要。无论是采集鼻咽拭子还是口咽拭子，采集的深度和与黏膜接触的时长是咽拭子核酸检测标本采集的关键。

由于口咽拭子张口就能采集，相对简单，因此临床上较为常用。但是因为操作者往往需要正对患者口腔，采集过程中患者容易出现刺激性干咳、呕吐等症状，使采集者暴露在带病毒的气溶胶中，因此取样者暴露的风险也较高。相比之下，鼻咽拭子取样者的暴露风险相对较低，而且熟练操作后，患者耐受性好，拭子可以在咽部停留较长的时间，以便获得足量的标本，避免产生假阴性结果。

目前，成人病例可采集鼻咽拭子，儿童病例（≤14岁）可采集口咽拭子。为防止呕吐，采集咽拭子标本应避免在进食后2 h内进行，同时动作应轻、稳。

口咽拭子采样方法：用压舌板将舌向下向外压，用专用拭子在咽后壁或悬雍垂后侧适当用力涂抹数次，应避免触及口腔及舌部。迅速将拭子头放入装有3~4mL保存液的外螺旋盖采样管中，在靠近顶端处折断，尾部弃去，旋紧管盖。

鼻咽拭子采样方法：使患者头部保持不动，去除鼻前孔中表面的分泌物，通过鼻腔，轻轻、缓缓地插入拭子至鼻咽部。当遇到阻力后即到达后鼻咽，停留数秒吸取分泌物，轻轻旋转取出拭子，迅速将拭子头放入装有3~4mL保存液的外螺旋盖采样管中，在靠近顶端处折断，尾部弃去，旋紧管盖。

四、疑似病例标本送检流程（见附29）

对就诊医院发热门诊的可疑病例（发热伴咳嗽、咽痛、肺部 CT 异常等），结合患者流行病学史和检查结果（血常规、肺部 CT 等），接诊医师综合判断后，可选择将标本送检医学实验中心和疾控中心进行检测。

送检医学实验中心：医护人员采集患者的鼻咽拭子或下呼吸道标本（如气管分泌物、气管吸取物、肺泡灌洗液），由预防保健科或标本转运工作人员送至医学实验中心。若检测结果为可疑阳性，需通知疾控中心进行复检。

送检疾控中心实验室：医护人员采集患者的鼻咽拭子或下呼吸道标本（如气管分泌物、气管吸取物、肺泡灌洗液），同时还需采集患者的血液一并送检。预防保健科通知辖区疾控中心，辖区疾控中心将患者的标本（鼻咽拭子和血液）送至市疾控中心或省（区）疾控中心进行检测，预防保健科配合各级疾控中心做好流调工作。

五、疑似或确诊患者隔离原则

（1）对疑似或确诊患者及时进行隔离，并按照指定规范路线，由专人引导进入隔离区。

（2）患者进入病区前更换患者服，个人物品及换下的衣服集中消毒处理后，存放于指定地点，由医院统一保管。

（3）指导患者正确选择、佩戴口罩，遵守咳嗽礼仪和做好手卫生。

（4）加强对患者探视或陪护人员的管理。

（5）对被隔离的患者，原则上其活动范围限制在隔离病房内，减少患者移动和转换病房。若确需离开隔离病房或隔离区域，应当采取相应措施，如佩戴医用外科口罩，防止患者对其他患者和环境造成污染。

（6）疑似或确诊患者出院、转院时，应当更换干净衣服方可离开。按《医疗机构消毒技术规范》，对其接触环境进行终末消毒。

（7）疑似或确诊患者死亡的，对尸体应当及时进行处理。处理方法为，用3000mg/L含氯消毒剂或0.5%过氧乙酸棉球或纱布填塞患者口、鼻、耳、肛门等所有开放通道，用双层布单包裹尸体，装入双层尸体袋中，由专用车辆直接送至指定地点火化。患者住院期间使用的个人物品，经消毒后方可由患者或家属带回家。

六、确诊病例集中处置原则

发生新冠疫情暴发、流行时，感染相关科室病房可设立为确诊患者临时隔离病房。患者一旦确诊，尽快按照省（区）级卫健委确定的相应流程转诊至定点医院。根据院感和楼层设置，同时设立疑似患者隔离病房和疑似患者留观病房，若病人量增加，可将整栋楼作为隔离病房。儿童感染科可设立为儿童隔离病房。医院具有负压病房功能的 ICU、PICR 等科室设为重症患者救治区域。

七、设备、器械、药品调配原则

（1）医院公共平台现有呼吸机等抢救类设备全部处于应急与备用状态。

（2）国家紧急医学救援队部分设备也处于应急使用状态。

（3）器械科预留一定数量监护仪、除颤仪等抢救设备。

（4）药剂科备足一般药品、抢救药品。

（5）防护物资短缺时，后勤管理部门应积极组织货源，并对质量严格把关，避免不合格产品流入医院。同时组织洗涤中心等部门制作可复用隔离衣、简易防护面屏等防护用品。建立设备部门、应急办、院感科三方联合的防护物资审批制度，使用科室建立发放登记制度，以保证医用防护服、N95医用防护口罩等个人防护用品发放到最需要的部门和岗位。防护用品发放的先后次序为隔离病区、核酸检测实验室、发热门诊、门急诊预检分诊、急诊科、呼吸科、儿科、其他临床医技部门。

第六节　患者转运

一、基本要求

（1）各级卫生健康行政部门统筹负责辖区内新型冠状病毒感染肺炎病例转运的指挥调度工作。疑似病例和确诊病例都应转运至定点医院集中救治。医疗机构发现新型冠状病毒感染的肺炎病例时，需向本地卫生健康行政部门报告，由市级卫生健康行政部门组织急救中心，将病例转运至定点救治医院。

（2）急救中心设置专门的区域停放转运救护车辆，配置洗消设施，配备专门的医务人员、司机、救护车辆负责新型冠状病毒感染肺炎病例的转运工作。

（3）医疗机构和急救中心需做好患者转运交接记录，并及时报告上级卫生健康行政部门。

二、转运要求

（1）转运救护车辆车载医疗设备（包括担架）专车专用，驾驶室与车厢严格密封隔离，车内设专门的污染物品放置区域，配备防护用品、消毒液、快速手消毒剂。

（2）医务人员穿工作服、隔离衣，戴手套、工作帽、医用防护口罩。司机穿工作服、隔离衣，戴医用防护口罩、手套。

（3）医务人员、司机转运新型冠状病毒感染的肺炎患者后，须及时更换全套防护物品。

（4）转运救护车应具备转运呼吸道传染病患者的基本条件，尽可能使用负压救护车进行转运。转运时应保持密闭状态，转运后对车辆进行消毒处理。转运重症病例时，应随车配备必要的生命支持设备，防止患者在转运过程中病情进一步恶化。

（5）医务人员和司机的防护，车辆、医疗用品及设备消毒，污染物品处理等，按照《医院感染管理办法》《消毒技术规范》及相关规定执行。

（6）救护车返回后需严格消毒方可再转运下一例患者。

三、工作流程

1. 转运流程

穿、戴防护物品→出车至医疗机构接患者→患者戴外科口罩 →将患者安置在救护车→将患者转运至接收医疗机构→车辆及设备消毒→转运下一例患者。

2. 穿戴及脱摘防护物品流程

穿戴防护物品流程：洗手或手消毒→戴帽子→戴医用防护口罩→穿工作服→穿隔离衣→戴手套。

脱摘防护物品流程：摘手套→洗手或手消毒→脱隔离衣→洗手或手消毒→摘口罩帽子→洗手或手消毒。

3. 医务人员、司机下班

洗手或手消毒→淋浴更衣。

4. 救护车清洁消毒

可采用气溶胶喷雾法，关闭救护车门窗，用浓度1000 mg/L含氯消毒剂，喷药量为100 mL/m^2~300 mL/m^2，作用1 h；或0.2%~0.5%过氧乙酸喷雾消毒，作用1 h后，开窗通风并用清水擦拭车内物体表面。

第七节　住院患者及家属管理

疫情期间限定陪护，全面禁止住院探视，做好对患者及家属流行病学史的问询及体温检测管理，同时对相关内容进行公告，并要求患者及家属签署承诺书（见附30）。具体管理内容如下。

（1）所有患者及家属均须经过预检分诊，且持电子健康通行绿码方可进入诊区或病房。

（2）病区严格执行一患一人陪护，且陪护人员不得随意更换（若确需更换，筛查合格后才可更换）。患者及陪护人员严禁串病房、溜走廊、聚集聊天。出入病区、楼宇时需提供陪护证，须正确佩戴口罩，严格做好自我防护，不佩戴口罩者禁止入院陪护。陪护者每日须进行2次体温检测。

（3）住院病区严格执行门禁管理制度，实施24 h封闭管理。禁止亲友在患者住院期间来院探望。住院期间，患者严禁离开医院。

（4）若住院患者及家属有入境史或国内中、高风险地区旅居史，新冠肺炎患者接触史等相关流行病学情况，请如实告知医务人员。如因隐瞒流行病学史导致的院内感染事件发生，将被追究相应法律责任。

第八节　出院患者随访登记

为不断提高医疗质量，加强医患沟通，将新冠肺炎出院患者医疗服务延伸至院后，使住院患者能得到科学、专业、便捷的院外康复和继续治疗技术服务与指导，实现全流程管理，特制定本制度。

（1）各相关收治科室要严格执行国家新冠肺炎诊疗方案中关于解除隔离和出院的标准，综合临床症状、体征、实验室检查与影像学结果，组织专家进行综合评估，明确后续跟踪随访事项。

（2）针对治愈出院患者，由收治科室负责开具康复指导处方，指导患者赴相关医疗卫生机构进行康复治疗。

①指导患者做好自我健康管理，引导出院患者主动、及时向居住地居委会、基层医疗卫生机构报告个人信息和健康状况。

②指导患者做好14 d居家或集中医学观察和健康监测。

③在患者出院时，为其安排好出院复诊计划（第二周、第四周各1次，必要时可增加），并预约好第一次复诊时间。

④复诊时重点复查血常规、生化、氧饱和度，必要时复查

新冠病毒病原学检测。有肺炎的患者，复查胸部 CT 影像学检查，了解肺部炎症吸收情况。

（3）对所有出院患者均进行随访。各临床科室均要建立出院患者随访信息登记电子档案（见附31）。内容应包括姓名、性别、年龄、单位、住址、联系电话、入院诊断、住院治疗转归（见附32）、出院诊断和随访情况等，由患者的主管医师负责填写（见附33）。

（4）医院负责做好与患者居住地卫生健康行政部门、基层医疗卫生机构间的联系，共享病例资料，及时将出院患者信息发送至患者所在辖区或居住地卫生健康行政部门和基层医疗卫生机构，确保做到无缝对接。

（5）随访方式包括电话随访、门诊随访、接受咨询、家庭随访等。随访的内容包括了解患者出院后的病情变化和恢复情况，指导患者如何用药、如何康复、何时回院复诊等。

第九节　死亡患者遗体处理

为做好新型冠状病毒感染肺炎患者的遗体处置工作，防范疾病传播风险，根据《中华人民共和国传染病防治法》和《重大突发事件遇难人员遗体处置工作规程》（民发〔2017〕38号）等有关要求，特制定本工作指导。

一、总体要求

按照以人为本、依法规范、及时稳妥、就近火化、疑似从有的原则，实行统一领导、分级负责、相互协同、属地管理，科学规范处置新冠肺炎患者遗体，加强卫生防护，防范疾病传播，保障人体健康和社会安全。

二、责任分工

医疗机构负责及时开具死亡医学证明，通知殡仪馆接运遗体，做好遗体消毒等卫生防疫处理工作。

殡仪馆负责及时接运遗体，设立临时殡仪服务专用通道和专用火化炉，按照操作规程做好遗体火化工作，并开具火化证明。

疾病预防控制机构负责监督、指导卫生防疫工作，做好相关人员防护知识和技能培训，对殡仪车、火化设备和相关场所进行消毒处理。

卫生健康行政部门负责制定遗体消毒等卫生防疫相关技术文件，指导医疗机构做好本机构内新冠肺炎患者遗体的规范处置工作。

民政部门负责全面摸清本地区殡仪服务情况及可调用的资源状况，及时协调、指导殡仪馆等服务机构做好新冠肺炎患者遗体处置工作。

公安机关负责对运输遗体的车辆优先给予通行便利，依法查处遗体转运过程中的违法犯罪行为。

三、遗体处置流程

1. 死亡报告

新冠肺炎患者死亡后，由所在医疗机构报告本级卫生健康行政部门，卫生健康行政部门通报本级民政部门，民政部门通知相关殡仪馆做好遗体接运、火化等准备工作。

2. 卫生防疫处理

对于死亡的新冠肺炎患者遗体，由所在医疗机构医务人员按照《医疗机构内新型冠状病毒感染预防与控制技术指南（第一版）》规定，对遗体进行消毒、密封，密封后严禁打开密封遗体袋。

3. 手续交接

医疗机构应当在完成遗体卫生防疫处理、开具死亡证明、联系亲属同意火化后，第一时间联系殡仪馆尽快上门接运遗体，并在遗体交接单中注明已进行卫生防疫处理和立即火化意见（见附34）。对新冠肺炎患者亲属拒不到场或拒不移送遗体的，由医疗机构、殡仪馆进行劝说。劝说无效的，医疗机构签字后，将遗体交由殡仪馆直接火化，辖区公安机关配合做好相关工作。

4. 遗体转运

遗体运送不得交由殡仪馆以外的单位和个人承办。殡仪馆安排专职人员、专用运尸车辆到医疗机构指定地点，按指定路线将遗体转运到指定的殡仪馆。

5. 人员防护

疾病预防控制机构应当指导医务人员和遗体运送、处置人员等，按照疾病接触防护要求进行卫生防护（见附35）。

6. 遗体火化

遗体运送到殡仪馆后，殡仪馆设置临时专用通道，由殡仪馆专职人员将遗体直接送入专用火化炉火化。遗体不得存放、探视，全程严禁打开密封遗体袋（见附36）。

7. 骨灰移交

火化结束后，由殡仪馆服务人员捡拾骨灰，并出具火化证明，一并交亲属取走。家属拒绝领取的，按照无人认领的遗体骨灰处理。

8. 环境消毒

疾病预防控制机构对遗体运输车辆、设备工具、火化车间、遗体停留区域等进行严格消毒，对殡仪馆废弃物进行无害化处理。

9. 信息管理

医疗机构和殡仪馆应当对新冠肺炎患者遗体处理情况及时进行登记、存入业务档案，处理情况应及时向同级疾病预防控制机构、民政部门报告。

四、相关规定

（1）在本省（区、市）内死亡的新冠肺炎患者遗体应当就近全部火化，不得采用埋葬或其他保存遗体的方式，不得移运。本省（区、市）以外地区死亡的新冠肺炎患者遗体不得进入本省（区、市），按照就近原则就地火化。

（2）新冠肺炎患者死亡后，不得举行遗体告别仪式，不得进行其他形式的丧葬活动。

（3）少数民族新冠肺炎患者遗体，按照《中华人民共和国传染病防治法》规定，遗体必须就地火化。火化后骨灰可按照民族习俗进行安置。

（4）在华外国人员因新型冠状病毒感染肺炎在中国境内死亡的，按照《中华人民共和国传染病防治法》规定，遗体必须就地火化。火化后的骨灰可按死者家属意愿运输出境。

（5）对疑似新冠肺炎患者（包括隔离观察人员）的遗体，按照"疑似从有"原则处理，防止疫情扩散。

（6）遗体接运、火化等相关费用按照有关规定结算。

第十节　疫情上报工作

依据《新型冠状病毒肺炎防控方案》，对就诊发热门诊的可疑病例（发热伴咳嗽、咽痛、肺部 CT 异常等），结合患者流行病学史和检查结果（血常规、肺部 CT 等），接诊医师立即上报医院监控小组。监控小组组织专家组进行会诊并告知医务处应急办，医务处应急办上报省（区）级卫健委应急办。对不能排除新型冠状病毒感染肺炎的病例，专家组确定为疑似病例，预防保健科根据《中华人民共和国传染病防治法》规定，于2 h内将疑似病例信息网络直报至中国疾病预防控制信息系统。同时，预防保健科将疑似病例信息电话告知辖区疾控中心，配合辖区疾控中心做好标本收集、转运和流行病学史调查工作。当辖区疾控中心向预防保健科反馈疑似病例实验室检测结果后，预防保健科第一时间向临床医师反馈检测结果，并于2 h内在中国疾病预防控制信息系统中进行病例确诊或订正（见附37）。

第四章 护理管理

第一节 门急诊护理规范

一、目的

做好普通门诊和急诊人群的流动管理工作，减少患者拥挤，早期甄别高风险患者，最大程度防止交叉感染。

二、适用范围

各院区普通门诊和急诊护士。

三、执行规范

（一）评估内容

1. 人流量评估

根据门诊挂出的就诊号和急诊就诊量评估每天患者及家属流量。

2. 空间布局评估

根据门诊和急诊的空间结构，标出各楼层出入口、电梯位置等，评估管控关键点。

3. 人力需求与应对评估

评估疫情期间门诊和急诊管理所需岗位及人力；统计护士数量、层次结构，评估可调配护士人力；统计其他部门可支援人数、层次结构，评估可胜任岗位情况。

4. 防控物资评估

评估新冠肺炎防控所需物资种类、数量，统计现有储存量；评估每日消耗量。

（二）管理要点

1. 门诊、急诊预检分诊管理

（1）通道管理：制定患者就诊路线及出入口管控制度，实行单向流动。

（2）预检分诊管理：设置三级排查，做好筛查工作。

一级分诊：设立预检分诊台，标识明显，患者到达门诊、急诊入口时测量体温。

二级分诊：患者到达护士站预检分诊台，再次测量体温，询问其相关流行病学史。

三级分诊：患者到达诊室，医生详细询问患者的症状和流行病学史。

（3）人力配置：配置人力进行体温检测和人员引导，加强预检分诊和人员引导。

（4）全员培训：所有人员上岗前，必须进行相关防疫知识，门诊、急诊开诊各项规范和要求，预检分诊注意事项等培训。

（5）实行动态排班：根据患者流量，实时调整体温检测通道数量和工作人员岗位。

（6）患者和家属管理：入口处放置疫情期间就诊注意事项单，张贴宣传画，向患者宣传呼吸道卫生知识。要求每位患者只能由一名家属陪护，提醒并指导患者及家属正确佩戴口罩。

（7）质量管理：为减少室外温度对体温枪的影响，体温枪0.5~1h更换1次，放置室内恢复温度并消毒。对测出的体温如有疑问，用水银温度计复核。

（8）预检分诊筛查出的需要转移到发热门诊进一步诊疗的患者，应由专人陪同，按照指定路线前往发热门诊。指定路线的划定应当符合室外距离最短、接触人员最少原则。

2. 急诊管理

（1）落实预检分诊制度，引导发热患者至发热门诊就诊，制定完善的重症患者转出制度、救治应急预案，并严格执行。

（2）合理设置隔离区域，预留隔离诊室，以满足疑似或确诊患者就地隔离和救治的需要。

（3）医务人员严格按照防护要求执行预防措施，做好个人防护和诊疗环境管理。实施急诊气管插管等感染性职业暴露风险较高的诊疗措施时，应当按照接治确诊患者的要求采取预防隔离措施。

（4）采取设置等候区等有效措施，避免人群聚集。

3. 感染管理

（1）人员防护：预检分诊处医护人员执行一级防护，工作时穿工作服、隔离衣，戴工作帽、医用外科口罩、防护面罩，必要时戴乳胶手套。

（2）空气管理：合理使用楼宇中央空调，防止交叉感染。大厅、电梯厅在工作时段、人员流量较多时暂停使用中央空调。诊室人员较为密集时关闭室内空调，多开窗通风，人员较少时再开启空调设备。

（3）环境及设备管理：公共区域地面和物体表面采用1000mg/L含氯消毒剂喷洒或擦拭消毒，每天4次；电脑、自助机屏幕采用75%酒精消毒，每天4次。

（4）遇到疑似病例血液、体液污染时，立即采用5000mg/L含氯消毒液消毒。

第二节　发热门诊护理规范

一、目的

做好疫情防控管理工作，加强病例早发现、早隔离、早治疗工作，避免医院内外交叉感染。

二、适用范围

发热门诊所有护士。

三、执行规范

（一）评估

1. 工作量评估

结合现阶段发热门诊量和疫情发展态势，评估发热门诊就诊量及护理工作量。

2. 就诊人员流行病学评估

结合往年同期流行病学数据及本次新冠肺炎特点，评估发热门诊人员流行病学特征。

3. 护理人力需求评估

（1）现有人力资源评估：梳理发热门诊现有护士数量、年资、职称分布及可调配的各个层次结构护士人员数量。

（2）岗位需求评估：根据工作任务需求，设定疫情相关护理岗位。

（3）疫情防控人力需求评估：评估各岗位人力数量、职称需求。

4. 物资评估

评估现有物资储存量、日常消耗量及防控任务需求量。

（二）应急管理要点

1. 成立疫情发热门诊管理小组

成立疫情发热门诊管理小组，完善管理体系及制度。

2. 规划疫情发热门诊设置及就诊路线

（1）发热门诊要独立设置，引导标识明显。候诊区应当通风，空间应能满足患者候诊需要。设置单独的挂号窗口、就诊室、药房及隔离卫生间等。

（2）分诊前移：发热门诊入口处增设发热分诊，对发热患者提前预检，尽早甄别普通患者与发热患者。

（3）分类就诊：将发热门诊划分为普通诊疗区和特殊诊疗区，普通发热患者与有新冠肺炎流行病学史的发热患者分开诊疗，特殊诊疗区一般选择相对独立的区域。

（4）流程封闭：设置发热门诊专用区域，规划不同发热患者就诊、检查、进出路线，就诊流程全面防控。

3. 护理人员管理

（1）快速调配人力。

院内调配：科室申请、报告，医院及护理部可全院调配。

科内调配：根据发热门诊现有患者数量及护理工作量，在本区域内进行协调。

（2）弹性排班：基于岗位设置、工作负荷，采用弹性排班、动态调配。

（3）志愿者：全院动员、全员动员开展疫情防控应急志愿服务。

（4）人员培训。

培训对象：医生、护士、工人、志愿者。

培训内容：新冠肺炎相关知识、诊疗方案、呼吸道标本采集，发热门诊空间布局、就诊流程、诊疗路线，防控知识培训。

4. 物资设备管理

（1）完善发热门诊设备、物资配置：配备符合要求、数量充足的防护用品。发热门诊出入口应当设有速干手消毒剂等手卫生设施。

（2）防护用品专人管理：层层把控、平衡使用、保证安全、避免浪费。

5. 感染管理

（1）医务人员严格防护：穿戴一次性工作帽、护目镜或面罩、医用防护口罩、工作服、防护服、一次性乳胶手套、一次性鞋套，严格做好手卫生。

（2）开展个人防护用品穿脱专项培训，考核合格后上岗。

（3）院感质控护士每日督查医务人员穿脱防护用品。

（4）常用诊疗用品严格实行一用一换一消毒。

（5）仪器设备消毒：电脑屏幕用75％酒精擦拭消毒，仪器及物品表面用1000mg/L含氯消毒液擦拭消毒，使用屏障保护覆盖物（如塑料薄膜），一用一换。

（6）环境消毒：使用1000mg/L含氯消毒液擦拭消毒或喷洒

消毒；遇到疑似病例血液、体液污染时，立即采用5000mg/L含氯消毒液消毒。

6. 患者管理

（1）及时、准确分诊，就诊流程简、短、准、快，缩短就诊时间。

（2）发热和有急性呼吸道症状的患者应当戴外科口罩，指导患者及陪同人员正确佩戴口罩。患者咳嗽或打喷嚏时用卫生纸遮掩口鼻，然后将卫生纸丢入医疗废物容器，督促患者严格做好手卫生。

（3）对疑似或确诊患者，立即采取隔离措施并及时上报。

（4）配备巡回护士引导患者就诊及检查。

（5）加强发热患者心理疏导。

第三节　隔离病区护理规范

一、目的

促进新冠肺炎疑似和确诊患者隔离病区的消毒、隔离工作，降低发生感染的风险，保障医务人员安全。

二、适用范围

新冠肺炎防控隔离病区的所有护士。

三、执行规范

（一）环境及隔离要求

1. 病区布局

遵循"三区二通道"原则，污染区、半污区、清洁区应分区明确，三区无交叉，分别设置工作人员和患者专用通道。

2. 患者安置

疑似患者和确诊患者应当分开安置。疑似患者单间隔离，房间内设卫生间。经病原学确诊的患者可以同室安置，或根据要求转往省（区）级定点医院救治。

3. 隔离要求

在实施标准预防的基础上采取接触隔离、飞沫隔离和空气隔离等措施。

（二）消毒管理

1. 病室环境

（1）地面、墙壁消毒：先清除污染物再消毒，用1000mg/L含氯消毒液擦拭或喷洒消毒，作用时间应不少于30min，每日1次。

（2）物体表面：先清除污染物再消毒，用1000mg/L含氯消毒液擦拭或喷洒消毒，作用30min后清水擦拭干净，每日2次。

（3）病房保持空气流通或每天空气消毒2次。

（4）疑似和确诊患者出院、转院时，应当更换干净衣服方可离开。对其接触环境，按《医疗机构消毒技术规范》进行严格终末消毒。

2. 患者用品

（1）患者血压计、听诊器等个人医疗用品专人专用。若条件有限，不能保障专人专用时，每次使用后应当进行规范消毒。

（2）患者进入隔离病房时换下的衣服及物品交由医院统一消毒处理，然后存放到指定地点统一保管，患者出院时交还。

（3）患者更换的床单位用物放入双层黄色塑料袋中，并标识"新冠患者污物"，由被服供应中心消毒。

3. 医疗废物

患者的生活垃圾应丢弃在有盖的黄色垃圾桶内，按医疗废物处理。医疗废物用双层黄色垃圾袋装盛，专人、专车收集，按固定路线定时转运并做焚烧处理。

（三）患者管理

1. 自我防护

（1）患者入院后统一发放并佩戴医用外科口罩，定期更换。

（2）拒绝亲友探视和陪护，允许使用通讯设备与外界沟通、联系。

（3）住院期间，患者禁止串病房，无必要情况严禁出病房。

2. 生活起居

（1）轻症患者的饭和热水等生活用品放置在病房门口的专用柜上，由患者自行取用。

（2）自觉规范佩戴口罩，正确实行咳嗽礼仪，做好手卫生等。

（3）患者通过呼叫系统呼叫医生、护士。

（4）新冠肺炎不排除存在粪—口传播，患者大小便应有专用洗手间，马桶坐便器最好有盖子。

（四）护士管理

1. 护理人员严格防护

戴医用防护口罩，穿工作服、防护服、鞋套，戴乳胶手套、工作帽、护目镜或防护面罩。进入隔离病房，应严格按照标准流程正确实施手卫生和穿脱个人防护用品，病房门口配置穿衣镜，并张贴防护用品穿脱流程图。

2. 减少与患者接触的人数

（1）限制人员进入患者房间，非必要情况，不直接与患者接触。

（2）由固定人员在污染区工作，支持或辅助人员不进入污染区。

3. 缩短与患者接触的时间

（1）尽量使用纸质化健康宣教单，并张贴于病室内，请患者自行阅读。

（2）使用电话或对讲机与患者在患者房间外沟通，或可为清醒患者提供白板进行沟通，条件允许时可使用视频。

（3）若无护理操作，与患者保持 1 m 以上距离，尽量使用呼叫器沟通。

4. 减少与患者接触的操作

（1）有条件者，使用电子设备监测。

（2）病房门口设专用柜，将相应物资置于专用柜，患者在护士视线内自行取用。

第四节　普通病区护理规范

一、目的

高效启动临床各病区的防护程序，限制病区人员流动，保障病区安全。

二、适用范围

医院各普通病区。

三、执行规范

（一）病区人员出入管理评估

1. 病区出入人员类型

（1）本病区医护和工勤人员。

（2）其他相关病区医护和工勤人员。

（3）有其他业务往来的来访者。

（4）患者及陪护。

（5）临时探视人员。

（6）其他无关人员，如外卖送餐人员、无意闯入者或借道人员等。

2. 病区出入需求评估

（1）出入人员评估与分类：医护人员和工勤人员为必须出入人员；患者、陪护及家属为非必须出入人员；业务往来人员、探视人员和其他无关人员为不必要出入人员。

（2）出入人员流量评估：根据对人员出入需求的判断结果，评估每日病区人员流量范围。

（3）出入通道评估：迅速确认病区进出通道，根据病区的人员流量确定开放通道的数量和位置。

（二）管理原则

（1）所有出入人员必须佩戴口罩，监测体温。

（2）人员限流，对不必要进出的人员进行管控，严格禁止外卖送餐人员、无意闯入者或借道人员等。对非必须出入人员进行严格管控。

（3）尽可能安排单独通道出入，由专人测量体温并记录，同时预留安全通道备用。

（三）普通病区管理重点

1. 病区管理

（1）应当设置应急隔离病室，用于疑似或确诊患者的隔离与救治。建立相关工作制度及流程，备有充足的应对急性呼吸道传染病的消毒和防护用品。

（2）病区（房）内发现疑似或确诊患者，启动相关应急预案和工作流程，按规范要求实施有效隔离、救治和转诊。

（3）疑似或确诊患者单间隔离，由专人诊疗与护理，限制无关医务人员出入，原则上不探视。

（4）不具备救治条件的科室，应当及时将患者转到感染性疾病科。等候转诊期间，对患者采取有效的隔离和救治措施。

（5）患者转出后，按《医疗机构消毒技术规范》对其接触环境进行终末处理。

2. 患者和陪护管理

（1）向患者和陪护人员宣传新型冠状病毒的防护知识，进行自我防护教育，包括正确佩戴、摘取口罩，咳嗽礼仪，做好手卫生的方法，教育患者及家属积极应对本次疫情，有异常情况主动汇报，消解患者的紧张情绪。

（2）患者和陪护进入病区前，需佩戴口罩、测量体温并进行询问：14 d 内是否到过中、高风险地区，14 d 内是否接触过中、高风险地区返乡人员，14 d 内有无接触新型冠状病毒肺炎确诊或疑似病例，有无乏力及呼吸道症状。

（3）每日监测患者及陪护人员的体温、呼吸道症状及体征。有异常时，及时报告并处置。陪护人员有发热（T ≥37.3℃）、咳嗽，14 d 内有疫区接触史或外省归来者，不能陪护。有发热者，引导其去发热门诊就诊；有疫区接触史或外省归来者，立即隔离并上报。

（4）设病区出入人员管理登记本，测量体温并登记。登记项目包括姓名、身份、进入目的、是否有疫区接触史、体温及联系方式等。

（5）住院病房严格执行24 h门禁，患者凭腕带出入病房。

（6）限制陪护人员。若因病情确需陪护，严格限制为1人，相对固定，凭陪护证出入。在疫情防控期间，原则上取消探视。

（7）患者在院期间不得随意在各病房走动或离开病房。如因特殊原因需要离开，应向主管医生报备并穿戴个人防护用品。

（8）住院期间，患者及陪护人员均需按要求佩戴口罩，并做好手卫生等个人防护。

3. 医务人员管理

（1）排查和监测病区固定人员：排查本病区工作人员近期有无疫区接触史，有无发热、咳嗽等不适，是否从外省归来。如有以上情况，应立即上报医院，必要时联系院内相关人员会诊，按要求进行居家隔离等处置。无异常者在解除隔离后，可返回工作岗位。

（2）本病区工作人员每天上班时在门口进行体温监测。

（3）外病区或外院工作人员进入，需对其测量体温并进行询问，包括14 d内是否有中、高风险地区旅居史，是否接触过来自中、高风险地区的人员，有无接触新冠肺炎确诊或疑似病例，有无乏力及呼吸道症状。

第五节 高风险护理操作规范

一、目的

执行可能产生大量气溶胶及飞沫的高风险护理操作时，如气管插管、吸痰及雾化治疗等，需做好隔离防护，实施护理操作，防止被新冠病毒感染。

二、适用范围

应对新冠肺炎防控各病区高风险护理操作项目及护士。

三、执行规范

（一）高风险护理操作识别

1. 高风险护理操作定义

（1）可能被患者体液、血液、分泌物喷溅的操作。

（2）为疑似或确诊患者实施可能产生气溶胶的操作。

2. 常见高风险护理操作

吸痰护理、雾化吸入、机械通气、气管切开护理、动静脉穿刺、气管插管、咽拭子标本采集等。

（二）高风险护理操作防控原则

（1）执行可能受到患者血液、体液、分泌物等喷溅的操作时，需戴医用防护口罩、护目镜、面屏，穿防渗长袖隔离衣，戴乳胶手套。

（2）为疑似或确诊患者实施可能产生气溶胶的护理操作（开放式吸痰、气管切开护理、无创通气、雾化吸入、气管插管、咽拭子标本采集等）时，需注意以下问题：

①在接触隔离和飞沫隔离的基础上采取空气隔离措施。

②佩戴医用防护口罩（N95、KN95或更高级别），并进行密闭性能测试。

③眼部防护（戴护目镜或面罩）。

④穿防渗长袖隔离衣和防护服，戴双层乳胶手套。

⑤操作应当在通风良好的房间（最好为负压病房）内进行。

⑥病房人数限制在患者所需护理和支持的最低数量。.

（三）高风险护理操作要点

1. 吸痰护理

（1）对于气管切开及气管插管患者，原则上使用密闭式吸痰技术。

（2）痰液通过传染病区设置的标准污水排放管网排放。若无，在痰液收集器中加入20000 mg/L含氯消毒液，按痰、药比1：2比例，作用2 h后，及时倾倒入患者卫生间下水道，立即冲走（见附38）。

2. 雾化吸入

（1）非负压病区不建议通过雾化吸入途径给药，以防气溶胶产生和聚集。

（2）不具备负压病区条件又必须进行雾化吸入时，需使用面罩进行雾化，并开窗通风。不能通风者，在每次雾化后需进行房间内物体表面清洁消毒。

（3）无创正压通气过程中需雾化吸入治疗的，应使用螺纹T型雾化装置，串联于呼吸机管路和面罩间。

3. 机械通气患者护理

（1）在呼吸机端口连接细菌过滤器。除送气端口外，尤其要注意在排气孔前端加装过滤器（此时关闭主动湿化装置），并在阻力增大时及时更换。.

（2）无创呼吸机管排气孔方向不能正对患者或医护人员。

（3）使用1000mg/L含氯消毒液每日3次对呼吸机表面进行擦拭消毒，作用30min后，用清水擦拭干净。

（4）终末处理：再次按照上述方法对呼吸机表面进行擦拭消毒，更换呼吸机机身内置过滤膜及外接细菌过滤器。在未进行彻底内部清洁消毒前，该呼吸机明确标识"新冠肺炎患者专用"。

（5）使用一次性管道，一人一用，使用后的管路装于双层黄色垃圾袋密封，并标明"新冠病毒感染"，按医疗废物处理。

（6）对重复使用的各种接头，用双层黄色垃圾袋装盛，标明"新冠病毒感染"，密闭运送至消毒供应中心，进行消毒灭菌处理（见附39）。

4. 气管切开护理

（1）进行气管切开护理前应充分吸痰。

（2）清洗气切伤口时，不要拆下封闭式吸痰管，避免操作中患者痰液喷溅到管路外。

（3）操作及更换封闭式吸痰管时，动作轻柔，避免因刺激引起患者咳嗽。

5. 动静脉穿刺

（1）建议通过外周静脉留置针给药，减少穿刺频次。若有条件，使用无针式接头。

（2）无需96 h常规更换留置针。使用过程中，加强对穿刺点周围的观察，出现静脉炎等不良反应时，及时更换留置针。

（3）动静脉穿刺过程中，规范操作，严防造成锐器伤。

6. 气管插管

（1）气管插管配合时，以能顺利完成该操作的最少护理人员数量进行安排。

（2）强烈建议使用一次性球囊在气管插管前进行手动通气。若为重复使用的球囊，使用后用双层黄色垃圾袋装盛，标明"新冠病毒感染"，密闭运送至消毒供应中心做消毒灭菌处理。

7. 咽拭子标本采集

（1）环境宽敞，通风良好。

（2）限制操作间人数，由单人进行操作。

（3）每日3次操作间物体表面擦拭消毒（使用1000mg/L含氯消毒液），每日3次紫外线空气消毒。

第六节 日间化疗患者在新冠肺炎疫情期间护理管理规范

一、规范要求

根据国家卫生健康委《新型冠状病毒感染的肺炎诊疗和防控方案》通知及医院各项管理制度、要求，结合科室日间化疗患者的化疗计划及需求，提供能有效避免肿瘤患者感染的病区环境，为日间化疗住院患者提供安全、及时、规范的护理。

二、规范程序

（1）患者或家属通过电话或微信提前预约住院日期及到院时间，在医院公众号内预约挂号，完成院前疫情筛查后持门诊医生签发的住院证及相关证件到住院处办理入院手续。

（2）病区铺好备用床，做好床单位，做好病室空气及环境清洁消毒工作，3张床病室空出中间床位收治住院日间化疗患者，保持安全距离。病区内设置1~2间隔离病房，备新冠疑似患者隔离使用。

（3）住院部病区门口设预检分诊台，门外设置1 m等候线。医护人员每天各1名完成等候区秩序维持及病区出入人员筛查登记工作，包括对患者及家属进行"三询问"、测体温、扫疫情查询助手二维码或查看健康码、示范七步洗手法、患者或家属佩戴不合格的口罩予以更换等。对生活自理能力评估为重度依赖的患者及文盲，允许 1 名家属陪同进入护士站，协助签署知情同意书。

（4）入院后，由责任护士讲解新冠疫情期间疫情防控措施和科室规章制度，重点强调疫情期间入院患者及家属除就餐、饮水外需全程佩戴口罩，所有患者立即更换病员服，院内订餐，由医院营养餐厅统一配送，进餐前快速手消毒，进餐时需背对背，间隔至少1.5 m等的目的及意义。

（5）科室实行无陪护制度（ADL 评分≤40分除外，须固定陪护人员），禁止探视；严格控制日间化疗患者出入病区次数，不允许患者相互串门、扎堆聊天。

（6）监测科室所有日间化疗患者及家属体温，每天至少 3 次。如有发热（T ≥37.3℃），排除药物热等因素后，立即启动疫情期间住院患者发热应急预案；病房空气每天消毒 2 次，每次 1h；每天开窗通风 3 次，每次10～15 min；病区中央空调按医院要求分时段使用；地面及物体表面每天擦拭消毒2次，频繁接触部位每天擦拭或喷雾消毒 4 次。

（7）填写日间化疗入院评估单，遵医嘱给患者相应的化疗药物静脉输注，讲解化疗药输注期间注意事项并记录。

（8）化疗结束，责任护士完成出院指导及护理记录，告知日间化疗患者及家属办理出院的流程，强调出院回家途中注意个人防护，全程佩戴口罩，避免乘坐公共交通工具，回家后对住院使用的物品（包括衣服）进行清洁消毒。

（9）做好床单位终末消毒工作。

三、规范标准

（1）患者及家属对疫情期间的管理规定表示理解，能够配合完成疫情排查的各项工作。

（2）患者及家属遵守疫情期间的病房规定，按时完成日间化疗。

（3）护士及时、准确地完成各项治疗及护理工作。

四、规范流程

日间化疗患者在新冠肺炎疫情期间的护理管理规范流程见附40。

第七节　复用诊疗器械消毒灭菌规范

一、目的

加强新冠疫情期间临床可疑新冠肺炎感染或确诊患者使用复用医疗器械的清洗、消毒、灭菌和供应工作，保障器械使用安全性，防止工作中交叉感染，确保工作人员安全。

二、适用范围

医院应对新冠肺炎疫情防控的各类消毒供应中心。

三、执行规范

（一）消毒供应中心人员管理要求

参见医用织物清洗消毒管理办法。

（二）新冠肺炎复用医疗器械处理流程

1. 回收和分类

（1）在回收或发放物品时，必须穿戴外科口罩、帽子、手套、防水防护服、护目镜等。若手套破损，应立即更换，脱手套后仍需立即彻底洗手。工作人员在污物区接触清洁物品时，应脱去手套，离开污物区时脱掉口罩、手套、隔离衣，洗手，回清洁区时重新穿戴未污染的防护用品。

（2）在隔离病区的指定区域进行回收，严格三区划分：清洁区、潜在污染区、污染区。物品由隔离区工作人员用双层医疗废物包装袋包装且标明"新冠患者污物"，器械和其他物品应分开放置。

（3）回到消毒供应中心污区，与工作人员进行交接，告知感染类型，耐湿热的器械和不耐湿热的器械分类放置，脱隔离衣和第一层手套，放入黄色医疗废物袋。

（4）对环境和转运车进行清洁消毒处理。接触污物的环境表面和用具在清洁后，用2000mg/L含氯消毒液擦拭消毒2遍，保持30min 以上，再次清洁。

2. 清洗和消毒

（1）根据物品的种类、耐湿热的程度合理选择清洗方式。

（2）新冠肺炎患者的手术器械可以直接进行机械清洗，清洗使用专用清洗机，AO 值≥3000（90℃、5min）清洗消毒，观察清洗机运行情况，记录运行参数。

（3）被新型冠状病毒污染的不耐热物品，如护目镜、面罩等，回收后先消毒再清洗，选择75% 酒精擦拭消毒，1000mg/L 含氯消毒液浸泡30min，然后进入标准手工清洗流程。

（4）操作完毕后，更换个人防护用具，对环境、转运车辆和清洗工具进行清洗消毒，然后备用。

3. 包装和灭菌

（1）清洗结束后，器械和物品转入检查包装及灭菌区进行清洗过程确认。

（2）器械卸载，进行清洗质量检查和性能完好性测试，操作者对照器械和物品的明细清单进行查对。

（3）质检者进行二次核对，打印器械和物品的标识，按要求包装封包并粘贴外标签，放在适宜的车架上等待灭菌。

（4）根据器械和物品的材质及厂家说明书选择适宜的灭菌方式。

4. 储存和发放

（1）灭菌冷却后，器械和物品上架，根据有效期的先后顺序摆放在储存架上。

（2）按照物品清单，查对无误后，遵循先进先出的原则进行发放。

第五章 实验室生物安全

第一节 临床基因扩增实验室管理制度

一、目的

规范 PCR 实验管理制度。

二、适用范围

PCR 实验室管理。

三、操作步骤

（1）基因扩增室分为试剂准备、标本制备、基因扩增分析 3 个区。样品接受区独立于 3 区之外。各区实验物品应有明显的标识，严禁混用。

（2）实验室审核人员须具备卫生部临检中心或其他授权机构颁发的培训上岗证，否则不能进行基因扩增检测工作。

（3）实验室工作人员必须严格按照核酸扩增实验操作程序进行。实验开始前，必须先做好实验室内和工作台的清洁消毒工作，以及离心管、吸头等一次性用品的高压灭菌处理。

（4）工作人员应遵循单向走动的原则：PCR1 区至 PCR2 区至 PCR3 区。进入每一区前，必须更换该区相应的不同颜色的工作服和拖鞋。

（5）严格室内质控，每批标本进行检测时都必须附上阴、阳性对照，必要时绘制质控图。实验结束后，若对照品结果出现异常，应立即暂扣本次结果，及时寻找原因并加以纠正后才能发出报告。

（6）非本室工作人员，未经允许不得进入基因扩增实验室。工作人员在工作时也不能随意进出，以免造成不应有的污染。

（7）实验结束后，应当用溶液消毒液消毒实验台面，并用紫外线灯照射实验室。试验中使用的吸头、离心管等应置于溶液中浸泡消毒，然后集中焚毁。

（8）每天必须填写日常工作核查表，下班前处理好废弃物品，关好水、电和门窗。

（9）实验室工作人员必须严格遵守本室的一切制度，保证实验室的诚实性。

四、试剂准备区工作制度

（1）实验人员进入该区须更换工作服，穿本区专用白色工作服，戴帽子、口罩及更换专用拖鞋。

（2）实验员在试剂准备区接收标本，准备实验用的试剂。

（3）实验员每天收齐标本、验收登记后，将标本通过传递窗送至标本制备区。

（4）在试剂准备区配置好试剂后，放入冰箱内备用。需要时通过传递窗送至标本制备区。

（5）每天的标本及配置的试剂须登记记录，使用本区专用的电子版文档记录。

（6）将本区废弃物装入本室垃圾袋中，高压消毒后，由专人将垃圾带出实验室交医院集中处理。

（7）实验后，须使用含氯消毒液（10%）及75%的乙醇擦拭实验台面，紫外线灯消毒30 min，记录紫外线灯、冰箱、离心机等仪器的使用情况。

五、标本制备区工作制度

（1）检验人员进入该区须更换工作服，穿上本区专用蓝色工作服，戴帽子、口罩及更换专用拖鞋。

（2）把已准备好的试剂放入冰箱试剂存放专区暂存。

（3）记录温湿度计读数、冰箱温度。

（4）严格按照SOP文件及试剂盒要求进行实验操作，加样好的PCR管须通过传递窗送至扩增及产物区。

（5）使用本区专用的移液器及吸头，使用过的离心管、吸头须置于盛有含氯消毒液的废液缸中，实验完毕后及时进行高压消毒处理，然后将废弃物装入本室垃圾袋，由专人将垃圾带出实验室交医院集中处理。

（6）使用本区专用的带有本区标识的记录本、纸和笔，其他区的用品不得带入本区。

（7）实验完毕关闭所有仪器，记录仪器使用时间和运行状态。

（8）实验后，须使用含氯消毒液（10%）及75%的乙醇擦拭实验台面，紫外线灯消毒30 min，记录紫外线灯、冰箱、离心机等仪器的使用情况。

六、扩增及产物分析区工作制度

（1）实验人员进入该区须更换工作服，穿上本区专用粉红色工作服，戴帽子、口罩及更换专用拖鞋。

（2）记录温湿度计读数、冰箱温度。

（3）本区主要进行目的基因的扩增及分析，须熟悉各扩增仪的使用方法，扩增分析完后记录结果。

（4）得到当天室内质控结果后，及时记录在室内质控图上并进行分析。

（5）试验完毕后关掉扩增仪，记录仪器使用时间和运行状态。

（6）每周由实验室负责人进行清洁维护并记录。

（7）扩增分析完成后的反应管须装入本室垃圾袋，由专人将垃圾带出实验室交医院集中处理。

（8）使用本区专用的带有本区标识的记录本、纸和笔，其他区的用品不得带入本区。

（9）实验后，须使用含氯消毒液（10%）及75%的乙醇擦拭实验台面，紫外线灯消毒30 min，记录紫外线灯、冰箱、离心机等仪器的使用情况。

第二节　医学实验中心标本管理制度

（1）检验单由临床医师申请，申请单中应包含姓名、年龄、申请科室、标本类型、采集时间等信息。凡属急症范围的化验，应标明"急"字。

（2）标本送检应按照相关检测要求及时送检，根据检测项目的不同，按照要求留取合格标本，标本上面贴标本条码。新型冠状病毒核酸检测第一批标本每日应在10：00前到达实验室，第二批标本应于16：00前送达实验室，应注明采集标本的时间。特殊检验，各个科室须先与实验室联系，由本科室决定送检标本的时间。

（3）接收标本时应严格执行查对制度，检查姓名、检验目的、留取标本是否合格。对不符合要求的标本应拒收并通知相关科室重新留取。

（4）当天检验完毕的标本，检验人员应将其放在冰箱中保存7 d。待处理的标本由检验人员放在规定的地方准备消毒。没有明确标记"待处理"的标本，未经检验人员的同意，不得随意处理。

（5）有传染性的标本，须经过消毒方可处理，防止交叉感染。

（6）若有传染性的标本污染了桌面或地面，应立即将有效消毒剂倒在污染面上，浸泡30min后再擦洗。

第三节 新型冠状病毒核酸检测标准操作规程

1. 样品采集（注意无菌操作）

咽拭子：用2根拭子同时擦拭扁桃体及咽喉壁，将拭子头浸入含采样液的管中。

痰液，病人深咳后，将咳出的痰液收集于含采样液的螺口管中。

2. 样品保存和运送

用于病毒分离和核酸检测的标本应尽快进行检测，能在24h内检测的标本可置于4℃条件下保存；24h内无法检测的标本则应置于−70℃或以下条件下保存。标本运送期间应避免反复冻融。标本采集后应尽快送往实验室，如果需要长途运输标本，建议采用干冰等制冷方式进行保存。

3. 样本处理和核酸提取（样本处理区）

建议取200μL液态样本进行核酸提取。

4.PCR 试剂准备（试剂准备区）

从试剂盒中取出 NC（ORF1ab/N）PCR 反应液 A、NC（ORF1ab/N）PCR 反应液 B，室温融化后振荡混匀，8000rpm 离心数秒后使用。取 N（N＝待测样本个数＋阴性质控品＋阳性质控品）个 PCR 反应管 NC 单人份扩增体系配制，将各组充分混合后进行短时离心，使管壁上的液体全部离心至管底，之后将 20 μl 扩增体系分装到 PCR 管中。

5. 加样（样本制备区）

在上述 PCR 反应管中分别加入处理后的阴性质控品、待测标本核酸、阳性质控品各5μL，盖紧管盖，8000rpm 离心数秒后转移至扩增检测区。

6.PCR 扩增

扩增检测区。

7. 结果分析

反应结束后自动保存结果，根据分析后图像调节 Baseline 的 Start 值、End 值以及 Threshold 值，使阈值线位于扩增曲线指数期，阴性质控品的扩增曲线平直或低于阈值线，点击 Analysis 自动获得分析结果，在 Report 窗口读取检测结果。

8. 质量控制

阴性质控品：FAM 和 VIC 检测通道无明显扩增曲线，Cy5 通道有明显扩增曲线。

NC（ORF1ab/N）阳性质控品：FAM 和 VIC 检测通道有

明显扩增曲线，Ct 值≤32，Cy5 通道有或无扩增曲线。

以上要求需在同一次实验中同时满足，否则本次实验无效，需重新进行。

9. 结果判读

（1）如果检测样品在 FAM 和 VIC 通道无扩增曲线或 Ct 值＞40，且 Cy5 通道有扩增曲线，可判定样品未检测到 2019 新型冠状病毒（2019-nCoV）RNA。

（2）如果检测样品在 FAM 和 VIC 通道 Ct 值≤40，且有明显的扩增曲线，可判定样品为 2019 新型冠状病毒（2019-nCoV）阳性。

（3）如果检测样品仅在 FAM 或 VIC 单一通道 Ct 值≤40，另一通道无扩增曲线，那么结果需复检。复检结果一致，可判定样品为 2019 新型冠状病毒（2019-nCoV）阳性；复检均为阴性，可判定为未检测到 2019 新型冠状病毒（2019-nCoV）RNA。

第四节　报告审核与发放

一、目的

规范新冠病毒核酸检测报告，保证向实验室服务对象提供准确、及时、可靠的检验数据和检验结果。

二、适用范围

新型冠状病毒核酸检验报告全过程。

三、职责

（1）科主任和分子诊断组组长确定检验报告单格式、传达方式与时间。

（2）检验人员负责标本的接受、保存、检测、结果录入。

（3）经科主任授权的审核人员负责对检验报告进行审核、签发。

四、工作流程

（一）检验报告单

至少包括病人姓名、性别、年龄、住院号、床号、临床诊断、科别、标本种类、送检日期、送检医生、操作者和审核者签名、报告日期等信息。

（二）检验报告传达方式与时间

在医院信息系统上直接发布到临床科室及门急诊。门急诊患者的报告单可在自助打印机或门诊取报告单处打印，报告单实行电子签名。

（三）检验周期

标本每天10：00前送达实验室，当天16：00发放报告；标本10：00—16：00到达实验室，当天22：30发放报告。

（四）结果审核

实时荧光 PCR 测定时其数据要经过分析，避免因非特异性荧光扩增而造成假阳性结果。根据质控品判断 PCR 扩增的有效性。只有当质控品的扩增结果符合条件时，才可以发出报告，否则应重新测定。因检测项目的特殊性，新型冠状病毒核酸检测结果以"阴性"和"可疑阳性"报告。

（1）当 ORF1ab、N 基因均被检出时，结果报告如下。

2019新型冠状病毒初筛检测：可疑阳性

2019新型冠状病毒 ORF1ab 基因　　　　＋

2019新型冠状病毒 N 基因　　　　＋

备注：建议送 CDC 复查

（2）当 ORF1ab、N 任意一项被检出时，结果报告如下。

2019新型冠状病毒初筛检测：阴性

2019新型冠状病毒 ORF1ab 基因　　　　＋/－

2019新型冠状病毒 N 基因　　　　－/＋

备注：建议重新采样复查；再次复检单通道（＋）时，建议送 CDC 复查

（3）当 ORF1ab、N 基因均未被检出时，结果报告如下。

2019新型冠状病毒初筛检测：阴性

2019新型冠状病毒 ORF1ab 基因　　　　－

2019新型冠状病毒 N 基因　　　　－

（4）当 ORF1ab、N 基因均未被检出，但有明显 S 形曲线

时，结果报告如下。

2019新型冠状病毒初筛检测：阴性

2019新型冠状病毒 ORF1ab 基因　　　　–

2019新型冠状病毒 N 基因　　　　–

备注：建议重新采样复查

五、结果发布

（1）检验报告由操作者录入编辑，审核者审核后发布。

（2）患者临床病例资料和检验报告结果遵循保密原则。

（3）报告打印：检验报告打印单需经紫外线双面消毒30min 后方可送出实验室。

（4）报告解释：由于检测方法具有局限性，进一步检测的建议及医疗咨询请拨打相关人员电话。

第五节　实验室生物安全防护原则

一、目的

规范实验室安全管理，保证新型冠状病毒核酸检测工作安全进行，将突发事件发生概率控制在最低限度。

二、适用范围

实验室、工作人员和保洁人员安全的一般要求，防污染、防火、用电的安全要求，生物防护要求。

三、职责

由 PCR 室制定文件，实验室专业技术人员执行，实验室负责人检查实施情况。

四、工作程序

1. 工作人员和实验室安全的一般要求

工作人员在实验室全部区域内禁止吸烟。实验室区域内不得饮食，各区冰箱禁止存放食物。新冠病毒检测人员必须戴 N95、KN95及以上口罩，一次性帽子，内穿绿色工作服，外穿一次性医用防护服，戴面屏，穿脱顺序按照培训规范进行。

2. 防火

常见的火源是明火、加热器和电火花。使用75% 酒精进行实验室消毒工作时，注意酒精喷洒量和喷洒位置。

3. 实验室安全防护措施

（1）消毒剂：次氯酸钠（漂白剂，一般表面消毒为1000 ppm，即0.1%；血液溢出消毒为10000 ppm，即1%）、62%~71% 乙醇、0.5% 过氧化氢、季铵化合物和酚类化合物。其他杀生物剂，如0.05%~0.2% 杀藻胺或0.02% 二氯己定可能效果较差。不仅要特别注意消毒剂的选择，而且要注意配制后消毒剂的接触时间（10 min）、稀释度（活性成分的浓度）和有效期。

（2）试剂准备区：检测人员应做好一级防护，实验过程中使用锐器时，应避免受伤。

（3）标本制备区：标本接收室工作人员在接收到转运容器后，先观察容器外表面有无破损、异常，75%的酒精消毒后打开盖子，继续用75%的酒精消毒所有密封袋，然后隔着密封袋扫码登记，在生物安全柜中完成标本前处理。

（4）扩增区：检测人员严格按照生物防护要求穿戴防护用品。实验完毕时，应脱下所有个人防护装备，并对扩增区紫外线消毒30~60 min。

（5）标本跨楼层转运时，按照生物安全要求，使用密封的防爆、防摔容器，内置冰包。标本接收时，消毒传递窗外表面，打开传递窗消毒内表面，放下运输容器，由标本接收室内人员取走。

（6）使用后的防护服、隔离衣管理：按照培训过的穿脱程序，在就近区域脱下防护服、隔离衣，用黄色垃圾袋装盛，待高压灭菌无害化处理后按照感染性医疗废物要求运出实验室。

（7）实验完毕后进行关机检查和生物安全消毒工作。

4. 装有危险生物制品的容器及被污染的物品

必须使用通用的警告标识系统明确标识装有危险生物制品的容器及被其污染的物品。在危险废弃物的容器、存放血液和其他有潜在传染性物品的冰箱以及处理尖锐物品的容器上，所贴的标签应有通用的生物危害标识。

5. 生物安全橱

生物安全橱是微生物实验室里控制生物危害的最好方式之一。实验室应制定安全橱的维护规程，以确保安全橱内合适的气流流速，并适时更换滤器。安全橱的放置应远离气流不稳定的地方，通风口的设置应根据产品说明书。在维护、移动、使用或处理安全橱之前，必须对生物安全橱进行消毒。

第六节　实验室消毒制度

一、目的

完善 PCR 实验室消毒措施，以保证实验室每日消毒工作正常进行。随时准备应对 PCR 实验室污染、应急事件等突发情况。

二、适用范围

适用于 PCR 实验室日常及突发情况的消毒处理。

三、工作程序

（1）从事新冠病毒检测的工作人员应严格按照二级防护要求，穿防护服，戴护目镜及 N95（KN95或以上）口罩，牢记穿脱顺序，防护用品均为一次性，使用后高压灭菌。其他工作人员按照 PCR 实验室分区不同，穿不同颜色工作服，工作服一般每周需更换2次。

（2）实验室接受的标本均为可疑污染物，操作前应做好相应防护。若防护服、手套、帽子等破损，需及时更换。

（3）离开实验室的工作人员必须脱去手套、实验鞋；不能穿实验区的工作服和鞋在污染区之外的地方活动。

四、PCR 实验室日常消毒措施

（一）个人及防护用品消毒

1. 防护用品消毒

实验衣、口罩、手套、鞋套等用压力蒸汽 121℃消毒 20~30 min，或浸泡在含有效氯 1000 mg/L 的消毒液内 30~60 min。护目镜用 75% 的乙醇擦拭消毒，或浸泡在含有效氯 1000 mg/L 的消毒液内 30~60 min。

2. 手消毒

用75% 的乙醇溶液或免洗手消毒液进行涂擦，作用 1~3 min。

3. 仪器与耗材消毒

（1）仪器等表面消毒：使用含有效氯1000 mg/L 的消毒液或75% 的乙醇擦洗消毒，作用30 min 以上。

（2）耗材应分类消毒：将使用后的针头、利器、玻璃切片等直接放入锐器处置盒，121℃高压蒸汽灭菌，作用30 min。其他耗材，如移液器吸头、离心管等应在含有效氯5000 mg/L 的消毒液内浸泡 1h 以上，弃废液，将浸泡的吸头放入垃圾袋，再进行高压灭菌。

（二）各个区域台面及地面消毒

（1）台面每日用含有效氯 1000 mg/L 的消毒液擦拭或喷洒；用紫外线消毒时，灯管离台面不宜超过1 m，消毒有效区域为灯管周围1.5~2.0 m，每次时间不少于30 min。

（2）地面用含有效氯1000 mg/L 的消毒液拖地。

（3）生物安全柜每次使用前打开紫外线灯照射30 min。使用后用75%酒精擦拭表面，作用 30 min 以上，然后紫外线作用30 min 以上。

（三）空气消毒

（1）各个区域用屋顶紫外线灯照射，每次照射应大于30 min，每天不少于1 h，消毒完毕后开窗通风。如遇特殊情况，紫外线灯可照射过夜。

（2）当发生轻度污染时，可用 DNA Off 或 RNA Off，作用时间6 h 以上。当发生较严重污染时，可采用甲醛熏蒸过夜。

（四）PCR 实验室突发情况处理

1. 样本溢出处理方法

（1）戴手套，先用吸湿性材料覆盖，再喷洒适量含有效氯5000 mg/L 的消毒液于标本溢出处消毒30 min。

（2）用镊子夹吸水纸吸干溢出物与消毒液的混合物，丢弃于"感染性医疗废物"垃圾桶内。

（3）再用含有效氯5000 mg/L 的消毒液清洁样本溢出区。

（五）PCR 实验室污染后处理方法

（1）首先应去除实验室污染，保证实验室日常工作正常进行，然后再排查、寻找污染源。如需在短时间内去除污染，必须开窗通风。

（2）用75%的乙醇空中喷洒，然后再使用含有效氯3000mg/L 的消毒液擦地面、实验室台面、墙面，以及移液器、生物安全柜、各种实验仪器；5~10 min 后，待表面液体快干时，再重复进行此操作，原则上仪器及台面等表面应保持有效氯消毒液30 min 以上。试剂准备区、标本处理区、扩增区都需进行消毒，强烈建议使用喷壶喷雾的方式，液体易保持，不易挥发。此操作步骤在实验室污染期间需每天进行（含有效氯的消毒液有强氧化性，在日常消毒中，生物安全柜及荧光定量 PCR 仪器采用75%的乙醇进行消毒）。

（3）延长紫外线灯照射时间，建议使用移动紫外线灯和生物安全柜内灯进行通宵照射。

第七节　标本和废弃物无害化处理

一、目的

对检验后的标本和废弃物进行妥善保存和处理，以保证实验室安全。

二、适用范围

适用于新型冠状病毒检验后标本的保存及废弃物处理。

三、工作程序

（一）传染性废物操作

1. 隔离

有关单位必须对实验室可能产生的传染性废物加以确认，并采取安全、有效、经济的隔离方式和处理方法。必须由专业人员严格区分传染性和非传染性废物，一旦分开，传染性废物必须加以隔离。

2. 锐利物品

锐利物品包括针、刀和任何可以穿破聚乙烯包装袋的物品。实验室应尽量减少使用可形成锐利物的用品。使用有皱的包装材料包装易碎的玻璃和塑料制品，在包装中同时加入吸附性材料。针或刀应保存在有明显标记、防泄漏、防刺破的容器内。

3. 标签

已经确认的传染性废物应分类放入垃圾袋。所有收集传染性废物的容器都应有"生物危害"标识，使用红色或黄色容器。装有锐利物品的容器在任何时候都应有"生物危害"标识。所有运输未经处理的传染性废料的容器上都应有"生物危害"标识。

4. 包装

所有传染性废物都必须进行包装，并应根据废物的性质及数量选用适合的包装材料。应使用红色或橘黄色聚乙烯或聚丙烯包装袋，并标明"有传染性物品"。有液体的传染性废料应确保容器无泄漏。

（二）检验后标本处理

实验室应在能够保持样本性状稳定的前提下，对检验后新冠病毒原始样本的贮存地点、条件进行规定，以保证样本的安全性，也便于在出具报告之后可以复查或加以检验。标本测定后，将标本保存于标本接收区的冰箱中，如无特殊情况，在检验报告单发出7 d后，统一高压灭菌。核酸提取产物和扩增产物在 −20℃条件下保存3 d。

（三）检验后废弃物处理

（1）纱布、棉球、移液器吸头等无菌物品：应在有效期内使用，检测后的耗品（检测板、吸头、口罩、手套等）不得随处存放，要选择固定容器存放，且存放时间不得超过2 d，要及时进行高温灭活，其容器要定期消毒。实验室所有垃圾装入专用污物袋，各区备有生活垃圾袋（黑色）及生物污染垃圾袋（黄色）。使用过的一次性消耗品（试管、吸头、离心管等），先放入10% 次氯酸钠溶液中浸泡2 ~ 4 h，再放入黄色垃圾袋。使用过的手套、鞋套等直接放入黄色垃圾袋交医院集中处理。

（2）高危废物：病原体标本、核酸保存液等要及时高压消毒，之后可带出实验室。

（3）酸、碱废液：实验中的洗液多属酸类液体，要集中倾倒于废液桶内，经中和后方可倾倒于废液处理池中。

（4）液体废物：加漂白粉等进行氯化消毒处理，满足消毒条件后做最终处置。

（5）固体可燃性废物：分类收集、处理，一律及时高压消毒。满足消毒条件后做最终处置。

（6）可重复使用的玻璃器材：玻片、吸管、玻瓶等，用500～1000mg/L有效氯溶液、0.5%过氧乙酸等消毒液浸泡2～6h，然后清洗重新使用，或者废弃。

（7）盛标本的玻璃、塑料、搪瓷容器：煮沸15～30min，或用500～1000mg/L有效氯消毒液、0.5%过氧乙酸等消毒液浸泡2～6h，消毒后用洗涤剂及流水刷洗、沥干。

第八节　应急处理程序

一、目的

及时、正确地采取应急措施，最大限度地避免或减轻因仪器设备发生故障、试剂盒出现质量问题等对检验结果准确性产生影响。

二、适用范围

适用于检测需要并可能对检验结果造成误差的仪器设备和试剂盒。

三、工作流程

（1）临床基因扩增诊断实验室工作人员有责任熟悉各种仪器以及相关设备的性能、要求、维护与保养、常见故障排除，并严格按照操作规程操作。

（2）临床基因扩增诊断实验室工作人员有责任及时发现并报告仪器设备和试剂盒的异常情况。

（3）作为应急处理，针对潜在有一定可能影响检测质量的不确定因素，实验室主任负责在第一时间检查核实应急措施的有效性。

四、程序

（1）仪器设备故障室主任接到异常情况报告后，应立即到现场确定异常情况的性质，观察有无误操作、偶发现象或属不能立即排除的故障。

①用红牌故障标志标示故障仪器，放置到其他地方，以防被错误使用。

②小型仪器送仪器部门维修，大型贵重仪器关闭电源开关，取下电源插头，加盖相应的防尘罩。

③有符合要求的替用设备的，启用替用设备。借用其他部门的仪器设备时，及时联系借用并核实该设备的使用状态。替用、借用或备用设备的使用在满足质量要求的同时，必须满足实验室管理措施，特别是防污染的要求。

（2）若试剂盒质量出现问题，经核实，及时通知供货商迅速更换另一批次试剂。使用前须做质量检测，合格后方可使用。

（3）仪器设备故障或试剂质量问题不能解决，预计会影响检测报告及时发出，可将标本送至其他实验室（该实验室应为同类认证进行 PCR 检测的实验室）；如已影响报告及时发出，应在门诊向病人公告或向相关病区公告，取得病人的谅解。

（4）出现影响检测报告发出的情况，应填写应急处理记录表。

附1：不同岗位人员个人防护用品选用原则

工作岗位	手卫生	工作帽	医用外科口罩	医用防护口罩	工作服	防护服	手套	隔离衣	防护面屏/护目镜	雨靴/鞋套
	一般顺序 →									
一般科室	√	#	√		√					
手术	√	√	√	#	√		√	#	#	#
预检分诊	√	√	√		√		#	√		
发热门诊/呼吸科/急诊/儿科	√	√	√	#	√		#	√	#	#
可能产生喷溅操作	√	√		√	√	#	√	√	√	#
疑似/确诊病例诊疗	√	√		√	√	√	双层	#	√	√
疑似/确诊病例标本采集	√	√		√	√	√	双层	#	√	#
实验室常规检测	√	√	√		√		√			
实验室疑似标本检测	√	√		√	√				√	
实验室病毒核酸检测	√	√		√	√	√	双层	#	√	#
标本运送	√	√	√		√		√	#		
尸体处理	√	√		√	√	√	长袖橡胶手套	√	√	√
行政管理	√		√		#					

备注：√表示应该选择，#表示根据暴露风险选择

附2：环境消毒方法

1.重点消毒区域及物品

病室、病床、输液室、台面、卫生间洗手池、水龙头、门把手、桌椅、卫生洁具（马桶等）、衣物床单、被服、垃圾桶、公共区域地面等。

2.消毒剂选择

含氯消毒剂、过氧乙酸等。

3.施药方法

（1）病室、输液室等公共空间：有人时，可采用通风、空气消毒器消毒；无人时，可采用紫外线灯照射30min消毒，也可采用气溶胶喷雾法，含氯消毒剂，浓度1000mg/L，喷药量为100~300mL/m^2，作用1h；或0.2%~0.5%过氧乙酸喷雾消毒，作用1h。

（2）物品消毒：擦拭消毒法，含氯消毒剂，浓度1000mg/L，作用30min。

（3）衣物、被服等：浸泡消毒法，含氯消毒剂，浓度500mg/L，浸泡30min后，冲洗干净。

（4）不耐腐蚀的环境物品表面：消毒作用到时后用清水擦拭将残余消毒剂擦拭干净。

4.消毒频次

重点部门、重点场所每天3~4次；普通科室每天2次。

附3：新型冠状病毒污染物品消毒方法选择

消毒对象	首选方法	可选方法一	可选方法二	备注
防护眼镜和防护面屏	耐受高温的，送供应室清洗消毒或灭菌	使用后75%酒精擦拭消毒	500mg/L含氯消毒液擦拭，30min后用清水擦拭干净	
听诊器、血压计等一般用品	使用后75%酒精擦拭消毒	500mg/L含氯消毒液擦拭，30min后用清水擦拭干净	消毒湿巾擦拭消毒	听诊器在紧急情况下可用手消毒剂消毒
常用电子仪器设备表面	消毒湿巾			
擦拭消毒	使用后75%酒精擦拭消毒		特殊仪器设备需要咨询生产厂家，以免造成损坏	
扶梯、电梯轿厢	500~1000mg/L含氯消毒液喷洒或擦拭，30min后用清水擦拭干净	消毒湿巾		
擦拭消毒		操作按钮应使用75%酒精擦拭消毒，防止金属腐蚀		
污染的医疗废物袋表面	1000mg/L含氯消毒液喷洒消毒			一般情况下，采用双层医疗物袋双层封装
其他环境表面和物品	根据污染程度，采用500~2000mg/L含氯消毒液喷洒、擦拭或浸泡，作用30min后用清水擦拭干净	金属不耐腐蚀的物体表面可以用75%酒精进行擦拭消毒	消毒湿巾擦拭消毒	

附4：新冠肺炎医务人员职业暴露处置流程

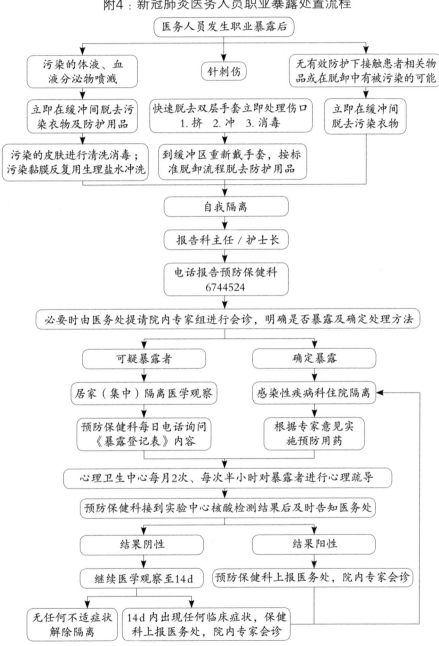

医务人员发生职业暴露后

污染的体液、血液分泌物喷溅 ／ 针刺伤 ／ 无有效防护下接触患者相关物品或在脱卸中有被污染的可能

立即在缓冲间脱去污染衣物及防护用品 ／ 快速脱去双层手套立即处理伤口 1. 挤 2. 冲 3. 消毒 ／ 立即在缓冲间脱去污染衣物

污染的皮肤进行清洗消毒；污染黏膜反复用生理盐水冲洗 ／ 到缓冲区重新戴手套，按标准脱卸流程脱去防护用品

自我隔离

报告科主任／护士长

电话报告预防保健科 6744524

必要时由医务处提请院内专家组进行会诊，明确是否暴露及确定处理方法

可疑暴露者 ／ 确定暴露

居家（集中）隔离医学观察 ／ 感染性疾病科住院隔离

预防保健科每日电话询问《暴露登记表》内容 ／ 根据专家意见实施预防用药

心理卫生中心每月2次、每次半小时对暴露者进行心理疏导

预防保健科接到实验中心核酸检测结果后及时告知医务处

结果阴性 ／ 结果阳性

继续医学观察至14d ／ 预防保健科上报医务处，院内专家会诊

无任何不适症状解除隔离 ／ 14d内出现任何临床症状，保健科上报医务处，院内专家会诊

附5：预检分诊排班表

要求：各科室按照以下排班表将本科室值班人员名单报送至联络人。联络人按规定时间汇总后发送至工作组。

序号	预检分诊点	*年*月*日		
		早班6：30—10：30	中班10：30—15：00	晚班15：00—19：30
1	急诊楼（每班3人，保证1医1护）联络人：★★★			
2	外科楼（每班2人，保证1医1护）联络人：★★★			
3	科研楼（每班1人）联络人：★★★			
4	内科楼（每班2人，保证1医1护）联络人：★★★			
5	门诊楼 联络人：★★★	由门诊办统一安排（每周一将周班次排班人员名单报送至★★★）值班时间为7：30—18：00		
6	分支机构 联络人：★★★	由分支机构统一安排（每周一将周班次排班人员名单报送至★★★）值班时间为6：30—19：30		
7	大门（每日7：30—次日6：30）联络人：★★★）	青年突击队／党员先锋岗承担（每周轮换值班，按周次将值班人员名单报送★★★）		

附6：预检分诊工作流程

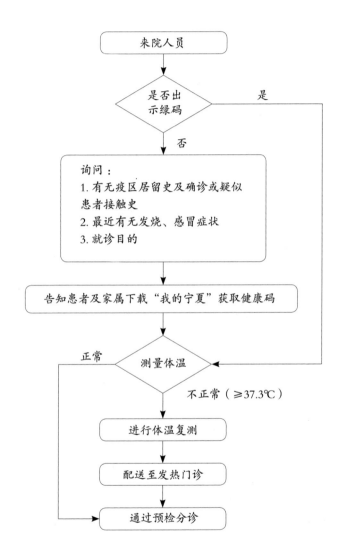

附 7：预检分诊人次统计表

2020年　　月　　日																楼宇：			
1	2	3	4	5	6	7	8	9	10	11	12	13	14	15	16	17	18	19	20

备注：

请在每个方格内画"正"字。

附 8：预检分诊体温测量异常情况登记表

序号	日期	时间	姓名	性别	身份证号	详细地址	体温	流行病学史（A、B、C、D）	联系方式	去向

流行病学史：A. 发病前14d内是否有武汉市及周边地区，或其他有病例报告社区的旅行史或居住史；B. 发病前14d内是否与新型冠状病毒感染者有接触史；C. 发病前14d内是否曾接触过来自武汉市及周边地区，或来自有病例报告社区的发热或有呼吸道症状的患者；D. 有无去过聚集性发病的地方

附9：疫情期间病区出入人员排查登记表

科室当日在院人数：　　　　　　当日陪护人数：　　　　　日期：　　年　月　日　　　科主任及护士长签字：

序号	患者姓名/体温	患者陪护姓名/陪护外来人员体温	陪护姓名/陪护/外来人员与患者关系/来访目的	陪护/外来身份证号码	陪护电话家庭详细住址	流行病学史、确认签字症状	进入时间/陪护人员离开时间

注意事项：

1. 患者及陪护人员进入病区前询问事项：近期是否曾到过疫情高发地区或曾接触过疫情高发地区来宁人员（可通过疫情查询助手协助排查）？有无接触新冠病毒感染者或来自有病例报告社区发热或有呼吸道症状患者？有无发热、咳嗽和乏力？

2. 完成填写登记项目，包括姓名、身份，是否有疫区接触史、体温及联系方式等。

3. 住院期间患者及陪护人员均需按要求佩戴口罩，并做好手卫生等个人防护。

4. 住院病房严格执行24h门禁，患者凭腕带出入病房。

5. 其他人员进入病区，须告知进入目的后接陪护人员进行登记，并进行体温监测和流行病学排查。

137

附10：住院患者排查登记表

患者姓名		陪护人员姓名	科室	主管医师	床号	
流行病学史	1发病前14d内有疫情高发地及周边地区或其他病例报告社区的流行病学史居住史				有□	无□
	2. 发病前14d内与新型冠状病毒感染者（核酸检测阳性者）有接触史				有□	无□
	3. 发病前14d内曾接触过来自疫情高发地及周边地区，或来自有病例报告社区的发热或有呼吸道症状的患者				有□	无□
	4. 聚集性发病				有□	无□
临床表现	发热 >37.2℃	腋下实测体温 ℃			有□	无□
	咳嗽				有□	无□
	乏力				有□	无□
	其他：				有□	无□
患方承诺	本人承诺所属患者流行病学史属实，隐瞒事实将依据《中华人民共和国传染病法》等，自愿承担一切后果和法律责任。 患者及家属签名： 时间：2020年　月　日					

注意事项：

1. 临床科室根据患者流行病学史及疾病情况，决定是否进行血常规及肺部影像学检查，并向患者及家属做好解释工作。

2. 排查标准，具备以上流行病学史中任意一条同时临床表现中任意两条者为疑似患者。

附11：预检分诊工作督导检查表（预检分诊处）

序号	预检分诊处	预检分诊人员是否知晓医院预检分诊工作流程	预检分诊人员是否规范操作	预检分诊人员是否防护得当	物资是否配备齐全	是否做好预检分诊登记及上报	预检分诊人员签字	督导人员签字	备注
1									
2									
3									
4									
5									
6									

督导检查时间：

139

附12：疫情期间预检分诊人员标准化语言

预检分诊人员流行病学史筛查问题：

1. 您好，请问您挂好号了吗？

2. 您具体看哪个科？

3. 您扫我们门诊的二维码如实填写了吗？（询问同时测体温）

4. 您在哪住？您所住的地方有没有发生新冠疫情？

5. 您接触过新冠患者吗？最近有没有去过其他地方？

6. 您有没有接触从疫情高风险地区及周边地区回来的人？

7. 您有没有发热、乏力、干咳等呼吸道症状，有腹泻或者全身肌肉痛吗？

附13：筛查完成后处理措施

1. 如无上述症状引导正常就诊。

2. 如有以上症状、或用水银温度计测试体温≥37.3℃的患者继续追问流行病学史，并做好登记由预检分诊人员经指定路线陪送至发热门诊。

3. 对看呼吸科、儿科、消化内科、心内科的患者需追问症状及接触史。确保与新冠病毒无关者可引导正常就诊。

为避免交叉感染，对于轻症患者无需陪同家属，对于心脏内科等重症患者酌情陪同家属，原则上限陪1人。

附14：发热患者接诊处置流程图

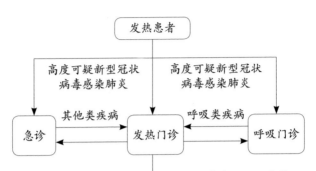

发热患者

高度可疑新型冠状病毒感染肺炎　　高度可疑新型冠状病毒感染肺炎

急诊　←　其他类疾病　→　发热门诊　←　呼吸类疾病　→　呼吸门诊

一、流行病学史：1.发病前 14 d 内有武汉地区或其他有本地病例持续传播地区的旅行史或居住史；2.发病前 14 d 内曾接触过来自武汉市或其他有本地病例持续传播地区的发热或有呼吸道症状的患者；3.有聚集性发病或与新型冠状病毒感染者有流行病学关联

二、临床表现：1.发热；2.具有肺炎影像学特征（早期呈现多发小斑片影及间质性改变，以肺外带明显。进而发展为双肺多发磨玻璃影、浸润影，严重者可出现肺实变，胸腔积液少见）；3.发病早期白细胞总数正常或降低，或淋巴细胞计数减少

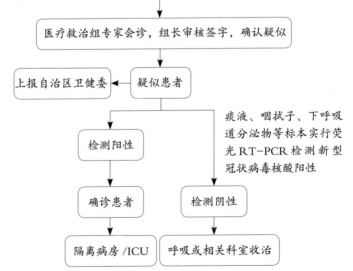

医疗救治组专家会诊，组长审核签字，确认疑似

上报自治区卫健委　←　疑似患者

痰液、咽拭子、下呼吸道分泌物等标本实行荧光 RT-PCR 检测新型冠状病毒核酸阳性

检测阳性

确诊患者　　　检测阴性

隔离病房/ICU　　呼吸或相关科室收治

附15：新冠肺炎发热孕产妇就诊流程图

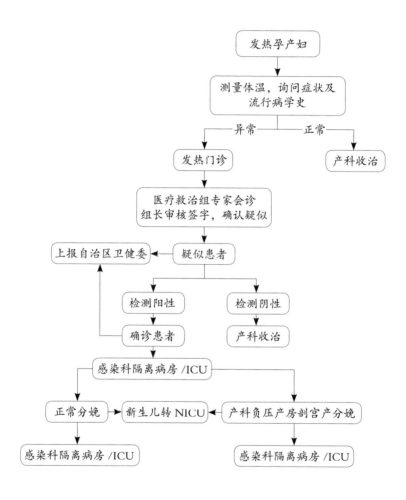

附16：发热儿童（29d~14岁）患者就诊流程图

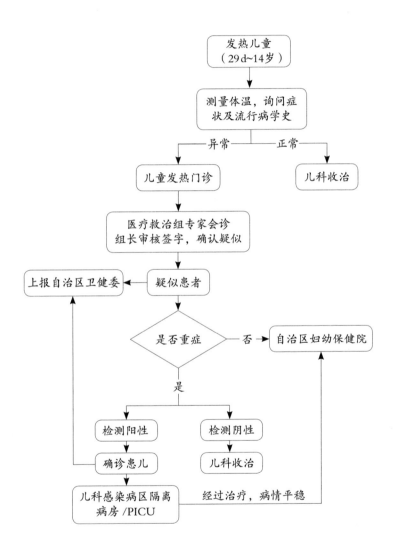

附17：发热新生儿（0~28 d）患者就诊流程图

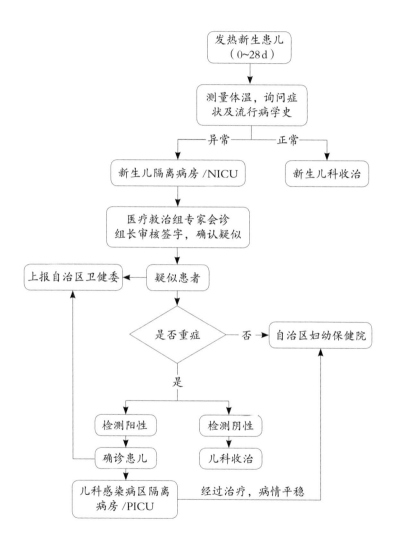

附18：危重症患者处置流程图

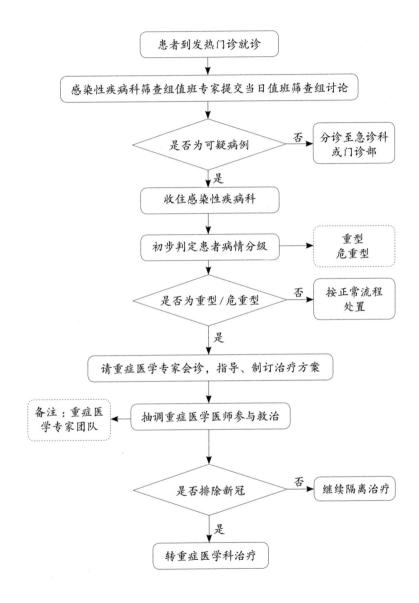

附19：急诊手术患者管理流程图

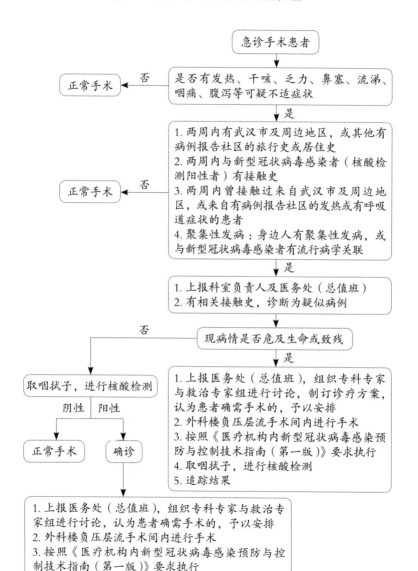

急诊手术患者

是否有发热、干咳、乏力、鼻塞、流涕、咽痛、腹泻等可疑不适症状 —否→ 正常手术

是↓

1. 两周内有武汉市及周边地区，或其他有病例报告社区的旅行史或居住史
2. 两周内与新型冠状病毒感染者（核酸检测阳性者）有接触史
3. 两周内曾接触过来自武汉市及周边地区，或来自有病例报告社区的发热或有呼吸道症状的患者
4. 聚集性发病：身边人有聚集性发病，或与新型冠状病毒感染者有流行病学关联 —否→ 正常手术

是↓

1. 上报科室负责人及医务处（总值班）
2. 有相关接触史，诊断为疑似病例

现病情是否危及生命或致残

否← 取咽拭子，进行核酸检测
　　阴性→正常手术　阳性→确诊

1. 上报医务处（总值班），组织专科专家与救治专家组进行讨论，认为患者确需手术的，予以安排
2. 外科楼负压层流手术间内进行手术
3. 按照《医疗机构内新型冠状病毒感染预防与控制技术指南（第一版）》要求执行

是↓

1. 上报医务处（总值班），组织专科专家与救治专家组进行讨论，制订诊疗方案，认为患者确需手术的，予以安排
2. 外科楼负压层流手术间内进行手术
3. 按照《医疗机构内新型冠状病毒感染预防与控制技术指南（第一版）》要求执行
4. 取咽拭子，进行核酸检测
5. 追踪结果

附20：手术间准备流程图

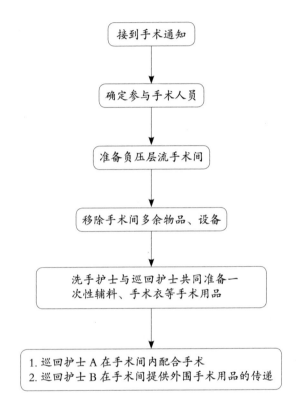

接到手术通知

↓

确定参与手术人员

↓

准备负压层流手术间

↓

移除手术间多余物品、设备

↓

洗手护士与巡回护士共同准备一次性辅料、手术衣等手术用品

↓

1. 巡回护士 A 在手术间内配合手术
2. 巡回护士 B 在手术间提供外围手术用品的传递

附21：手术接送流程图

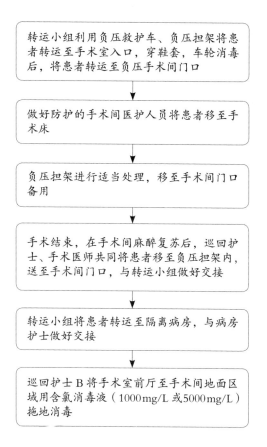

转运小组利用负压救护车、负压担架将患者转运至手术室入口，穿鞋套，车轮消毒后，将患者转运至负压手术间门口

↓

做好防护的手术间医护人员将患者移至手术床

↓

负压担架进行适当处理，移至手术间门口备用

↓

手术结束，在手术间麻醉复苏后，巡回护士、手术医师共同将患者移至负压担架内，送至手术间门口，与转运小组做好交接

↓

转运小组将患者转运至隔离病房，与病房护士做好交接

↓

巡回护士 B 将手术室前厅至手术间地面区域用含氯消毒液（1000 mg/L 或 5000 mg/L）拖地消毒

备注：

1. 转运小组人员包括救护车队司机、麻醉医师、专科医师及护理人员。

2. 无可见污染，用 1000 mg/L 含氯消毒剂进行湿式擦拭消毒（不留死角彻底擦拭）。

3. 有体液血液污染时，用 5000 mg/L 含氯消毒剂进行污点清洁消毒。

附22：手术人员防护流程图

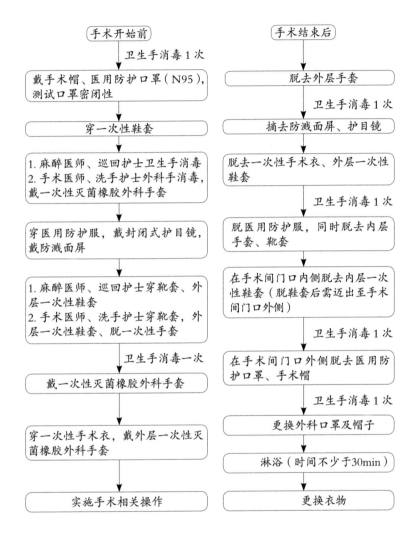

注意：

所有脱下的物品应全部装入手术间内放置的黄色生物污染污物收集袋内，不得将任何污物带出手术间。

附23：术后物品处理流程

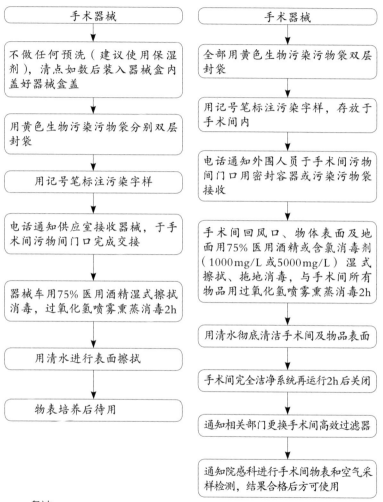

备注：

1. 无可见污染，用1000mg/L或5000mg/L含氯消毒剂进行湿式擦拭消毒（不留死角彻底擦拭）。

2. 有体液血液污染时，用5000mg/L含氯消毒剂进行污点清洁消毒。

附24：病理标本处理流程图

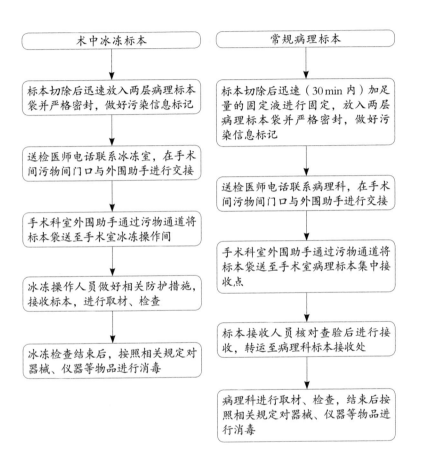

附25：非重点科室高度可疑患者处置流程图

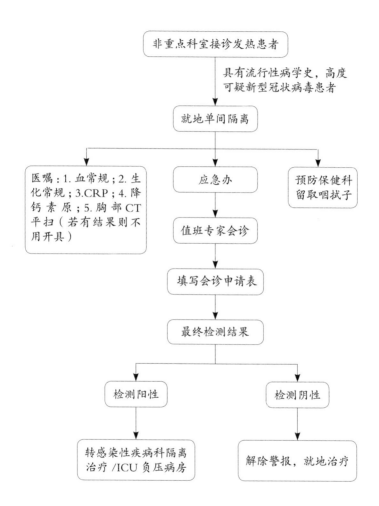

附26：发热患者 CT 检查申请流程

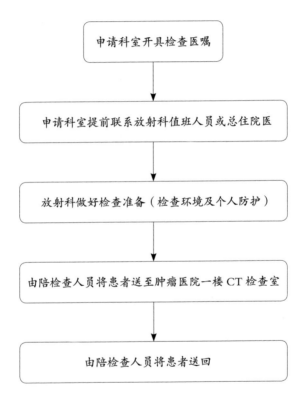

申请科室开具检查医嘱

申请科室提前联系放射科值班人员或总住院医

放射科做好检查准备（检查环境及个人防护）

由陪检查人员将患者送至肿瘤医院一楼 CT 检查室

由陪检查人员将患者送回

附27：OA 系统《新型冠状病毒感染疑似患者会诊记录》申请

审批流程

（一）手机端移动协同

点击主界面"＋"→点击"新建表单"→选择"全部模板"→点击"医务处"→选择"医务处本部"→选择"新型冠状病毒感染疑似患者会诊记录"（最后一个表）→完善表单中相关信息→科室主任审核→科室主任选择当天值班专家（2名）→2名专家分别填写会诊意见后提交→组长审批→流程结束。

（二）电脑端

登陆新 OA→点击"协同工作"→选择"新建事项"→点击"调用模板"→选择"公共模板"→点击"医务处"→选择"医务处本部"→选择"新型冠状病毒感染疑似患者会诊记录"（最后一个表）→点击"确定"→完善表单中相关信息→科室主任审核→科室主任选择当天值班专家（2名）→2名专家分别填写会诊意见后提交→组长审批→流程结束。

附28：病例筛查组阅片工作流程

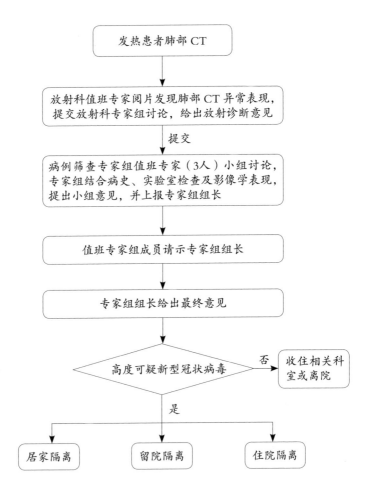

附29：疑似病例标本送检流程图

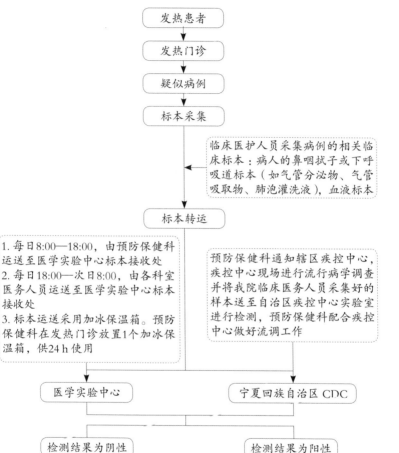

附30：患者及家属承诺书

为配合医院做好"应对新型冠状病毒感染肺炎"防控工作，本人及家属郑重承诺，近14 d内，无以下情况：

1. 高风险地区及周边地区，或境外及其他有病例报告社区的旅行史或居住史；

2. 与新型冠状病毒感染者（核酸检测阳性者）有接触史；

3. 曾接触过来自高风险地区及周边地区，或境外及来自有病例报告社区的发热或有呼吸道症状的患者；

4. 聚集性发病；

5. 发热和/或呼吸道症状。

在院期间承诺配合医院做好以下工作：

1. 住院期间家属仅限1人探视，若有发热、咳嗽、乏力、腹泻、呼吸困难等症状，做好自我防护，及时就诊，并如实告知医护人员；

2. 患者及家属自觉遵守国家及省（区）级疫情防控相关规定，做好自身防护；

3. 提供的病史及个人信息全部属实。

本人承诺如存在提供的患者及家属相关病史虚假，信息虚假，谎报、瞒报、漏报相关情况，造成不良后果，患者及家属将承担《中华人民共和国传染病防治法》中规定的相应法律责任。

患者/家属签字：

签字时间：

备注：本承诺书由医院保存。

附31：新冠肺炎出院患者随访登记表

序号	姓名	性别	单位／住址	联系电话	入院诊断	住院治疗转归	出院诊断	出院的复诊计划	随访情况

附32：发热门诊患者转诊告知单

_____科室：

____患者性别登记号经初步筛查，暂不考虑"新型
冠状病毒肺炎"，请予以接诊，按一般患者处置。

接诊医生签名：

年　月　日

附33：专家会诊及处置意见书

患者姓名		性别		就诊部门 / 收住科室	
年龄		住院号 / 登记号		入院时间	
家庭住址					
病情摘要 （简要诊 疗经过， 含相关检 查内容）					
专家组处置 结论					
专家组签名			日期	年　月　日	

附34：新型冠状病毒感染的肺炎死亡患者遗体交接单

编号：   填表时间：

接运车辆情况	派车单位	
	车牌号	
	发车时间	
接运人员情况	接运人员姓名及单位	
	其他随车人员姓名及单位	1.
		2.
		3.
		4.
移交人员情况	移交人员姓名及单位	
	移交时间	
遗体情况	遗体编号	
	随身标识	
	遗体状况	
医疗机构负责人签字		年　　月　　日
移交人员签字		年　　月　　日
接运人员签字		年　　月　　日

备注：
该单1式2份，交接双方各持1份。

附35：死亡患者遗体运送人员防护标准及运送车辆消毒方法

（一）遗体运送人员的防护

参照《新型冠状病毒感染的肺炎防控方案（第三版）》及附件5《特定人群个人防护指南（第一版）》尸体处理人员自我防护标准，或者按照进入新型冠状病毒感染的肺炎患者/疑似患者隔离病室医务人员的防护要求。

建议穿戴工作服、一次性工作帽、一次性手套和长袖加厚橡胶手套、一次性防护服、医用防护口罩、护目镜或防护面屏、工作鞋或胶靴等。运送人员要做好手卫生，可采用洗手液加流动水洗手或者使用速干手消毒剂。

（二）关于运送遗体车辆的消毒

运送车辆无可见污染物时，用1000mg/L的含氯消毒液或500mg/L的二氧化氯消毒剂进行喷洒至车辆内物体表面湿润，作用30min。运送车辆有可见污染物时，应先使用一次性吸水材料蘸取5000~10000mg/L的含氯消毒液（或能达到高水平消毒的消毒湿巾/干巾）完全清除污染物，再按照车辆无可见污染物处理。喷洒消毒剂过程中注意保护精密仪器。

附36： 新型冠状病毒感染的肺炎死亡患者遗体火化登记表

编号：   填表时间：

新型冠状病毒感染 肺炎死亡患者情况	遗体编号	
	姓名	
	性别	
	年龄	
	籍贯	
	身份证类型及号码	
丧事承办人情况	姓名	
	身份证类型及号码	
	与死亡人员的关系	
	联系方式	
火化时间		
装灰用具		
骨灰领取方式		
骨灰领取人（签字）		
备注		
火化工作人员（签字）	（单位盖章） 年 月 日	

备注：
1.属强制移交殡仪馆或无逝者家属在场的，"丧事承办人情况"可不填。
2.本表1式2份，1份家属保存，1份由殡群服务机构保存。

附37：疫情上报流程图

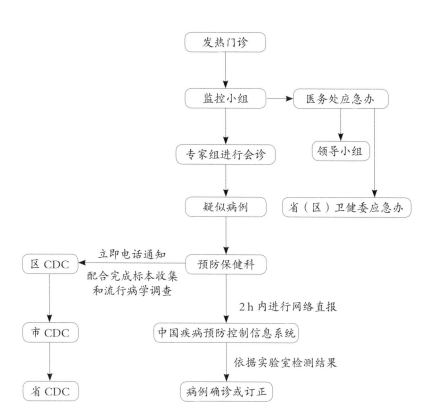

附38：吸痰护理操作流程

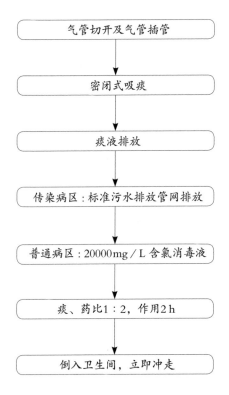

气管切开及气管插管

密闭式吸痰

痰液排放

传染病区：标准污水排放管网排放

普通病区：20000mg／L 含氯消毒液

痰、药比1：2，作用2h

倒入卫生间，立即冲走

附39：机械通气护理操作流程

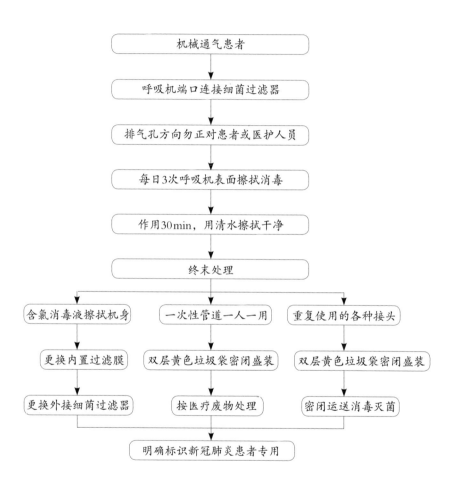

```
        机械通气患者
            ↓
   呼吸机端口连接细菌过滤器
            ↓
  排气孔方向勿正对患者或医护人员
            ↓
    每日3次呼吸机表面擦拭消毒
            ↓
   作用30min，用清水擦拭干净
            ↓
          终末处理
```

含氯消毒液擦拭机身	一次性管道一人一用	重复使用的各种接头
更换内置过滤膜	双层黄色垃圾袋密闭盛装	双层黄色垃圾袋密闭盛装
更换外接细菌过滤器	按医疗废物处理	密闭运送消毒灭菌

明确标识新冠肺炎患者专用

附40：日间化疗患者在新冠肺炎疫情期间护理管理规范流程图

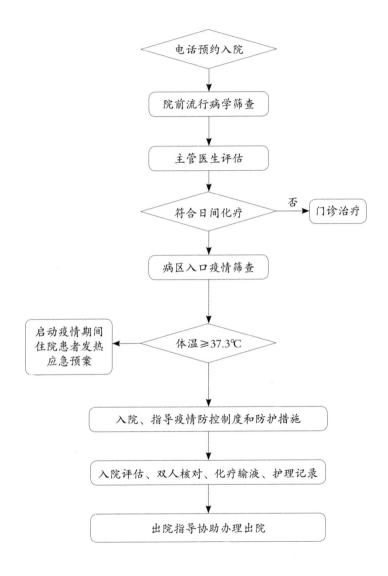